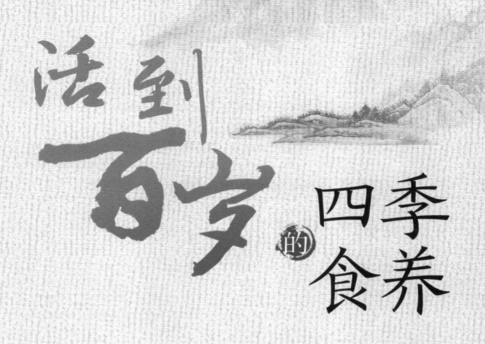

活到百岁的四季食养

马烈光 著

特别铭谢

成都中医大国医馆

花田错餐厅

提供图片拍摄场所

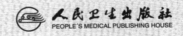

人民卫生出版社
PEOPLE'S MEDICAL PUBLISHING HOUSE

图书在版编目（CIP）数据

活到百岁的四季食养 / 马烈光著. -- 北京：人民
卫生出版社，2018
ISBN 978-7-117-26320-7

Ⅰ. ①活… Ⅱ. ①马… Ⅲ. ①食物养生 Ⅳ.
①R247.1

中国版本图书馆 CIP 数据核字（2018）第 064729 号

人卫智网	www.ipmph.com	医学教育、学术、考试、健康，
		购书智慧智能综合服务平台
人卫官网	www.pmph.com	人卫官方资讯发布平台

活到百岁的四季食养

著　　者：马烈光
出版发行：人民卫生出版社（中继线 010-59780011）
地　　址：北京市朝阳区潘家园南里 19 号
邮　　编：100021
E - mail：pmph @ pmph.com
购书热线：010-59787592　010-59787584　010-65264830
印　　刷：北京顶佳世纪印刷有限公司
经　　销：新华书店
开　　本：710×1000　1/16　　印张：17
字　　数：181 千字
版　　次：2018 年 5 月第 1 版　2024 年 8 月第 1 版第 6 次印刷
标准书号：ISBN 978-7-117-26320-7/R·26321
定　　价：49.80 元

打击盗版举报电话：010-59787491　E-mail：WQ @ pmph.com
（凡属印装质量问题请与本社市场营销中心联系退换）

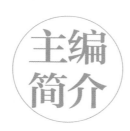

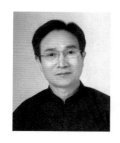

马烈光，现为成都中医药大学资深教授、博士研究生导师、养生康复学院名誉院长、中医基础系主任、《养生杂志》主编、国家中医药高等学校教学名师、全国老中医药专家学术经验继承工作指导老师、国家中医药管理局"中医养生学"重点学科带头人、国家中医药管理局养生健康产业发展重点研究室学术带头人、国家中医药管理局文化科普巡讲专家、四川省名中医、四川省中医药学术与技术带头人、世界中医药学会联合会养生专业委员会会长、中华中医药学会养生康复分会副主任委员等。主编养生类国家规划教材7种及专著40余部，公开发表文章100余篇；常受邀赴中国港澳台地区，欧洲多国、美国、日本等地交流讲学。

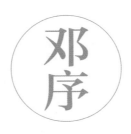

饮食养生是有着悠悠几千年历史的中医学的一大特色，在其发展过程中，不仅始终强调"药食同源"，而且在"安身之本，必资于食""食饮有节"等基本观念指导下，创造了丰富多彩的实用方法，惠泽流播迄今。其实，我之所以能年逾百岁，也是得益于此。但若说到养生研究，当世翘楚莫过于成都中医药大学马烈光教授。

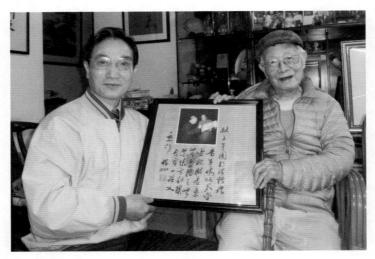

马烈光与邓老

　　算来我与马教授已相识三十余载，虽因重山远隔而见面次数不多，但神交既久。多年来他"咬定青山不放松"，执着中医养生的学术研究，可谓成果丰硕，已有"青出于蓝"之势，我很欣慰啊！尤其近些年来，他非常重视并积极参与养生科普，真与我不谋而合。我始终认为，医者必须做好科普宣传，让群众在日常生活中掌握简单、方便、有效、不花钱或少花钱的养生方法，才能达到健康长寿的医学目的。其中，饮食养生最贴近生活，是养生应牢牢把握的最佳科普阵地。此次马教授将自己的饮食养生研究经验汇集成册，著成《活到百岁的四季食养》，是对中医养生的一大贡献，对宣传科学的饮食养生，尤有裨益。

　　我相信，21 世纪，是中医文化的世纪，是中医腾飞的世纪。中医腾飞，要靠养生。希望《活到百岁的四季食养》一书能通过食养文化科普，让中医养生更贴近大众，乃至飞向海外，令养生之花在世界开遍。对此我十分期待，乐为之序。

马烈光教授

养生大家
永远走在前列

邓铁涛书
二〇一六十二月五日

邓铁涛，1916 年生，首届国医大师，广州中医药大学终身教授，博士生导师，全国著名中医学家、教育家、享受国务院政府特殊津贴专家、广州中医药大学邓铁涛研究所所长。

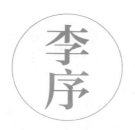

李序

　　马烈光同志，是我在 20 世纪 70 年代早期教过的学生，我们之间有很深的师生情谊。因为成绩优秀，毕业时我力劝他留《黄帝内经》教研室任教，以恢弘"医家之宗，奉生之始"，他亦欣然应允。如是，师生之情，一直延续迄今，不觉"白驹过隙""逝者如斯"，倏忽间四十余载矣。知徒莫如师，烈光其人，尊师重教，治学严谨，踏实认真，颇有古风。我曾主持国家中医古籍整理重大课题"《黄帝内经太素》整理与研究"，马烈光既是课题主研之一，也是课题秘书。"十年磨一剑"，终顺利完成课题研究，出版《黄帝内经太素校注》及《黄帝内经太素语译》两部立言之作。

　　烈光之学术，尤重养生，然其缘起尚与家父有关。曾记在 20 世纪 70 年代，家父李斯炽先生健在之时，对《黄帝内经》养生研究，颇有心得。烈光那时经常到我家，向家父请教《黄帝内经》及养生，兴趣渐生。在家父百岁诞辰纪念时，他还以"聆听李老论养生"为题著文，总结了

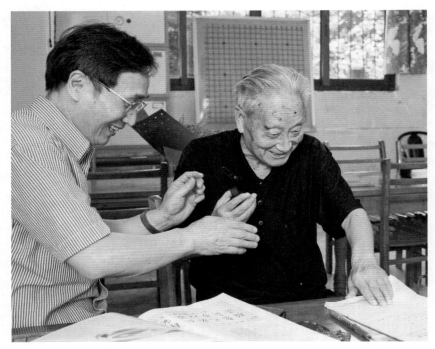

马烈光与李老

家父的养生经验，积累渐厚。其后，《黄帝内经》养生至道，对他触动益甚，故几十年来，潜心研究，多有建树。近年来，他不仅开创了中医养生学科，更投身养生传播，著述颇丰，尚主编《养生杂志》，有"良医治世"之志行。"民以食为天"，饮食于养生、于民生功莫大焉，故烈光又将自己的饮食养生研究成果凝练总结，结合多位年届百岁长寿老人食养经验，并条分缕析，聚汇成《活到百岁的四季食养》一书，为养生科普又添一功。

　　书成之时，以序托我。感于烈光，师生情笃，乐以
为之。

李克光，1922 年生，担任
四川省中医药研究院名誉院
长，原四川省政协副主席，
四川省中医学会名誉会长，
中华全国中医学会理事，内
科学会常务理事，《中国中
医年鉴》及多家医药杂志的
编委；四川省科技顾问团顾
问；四川省高级职称评审委
员会副主任委员；中国农工
民主党第十一届中央常务委
员等职。

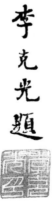

此光同志　留念

静宁觀世態

淡泊養身心

甲午之秋

李見光

時年九旬零三

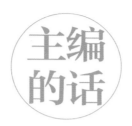

　　两千多年前春秋名相管仲强调"民以食为天"，意思是民众把饮食看作生命的根本。中医也认为："人以水谷为本，故人绝水谷则死。"可见，将"食"作为生存的第一需要，是中国人几千年来认同的观点。甚至对古代的大多数中国人来说，吃饱饭不仅是第一需要，且几乎是全部需要，毕竟，任何事物，再大也大不过"天"啊！

　　时至今日，中国人早已解决了"吃饱"这个"天大"的问题，进而有了更高层次的饮食需求。由于可选择食物大大丰富，及饮食观念从"为了生存而饮食"转向"为了健康而饮食"，人们开始追求"吃精""吃好"，"什么营养吃什么""什么健康吃什么"。其实，围绕健康而作饮食文章，我们更应该关注另一个问题，即"怎么健康怎么吃"。尤其在我国当下，"美好生活"已成为大众迫切追求，美好生活健康为本，因此，饮食养生问题倍加重要。

那么，怎样才能吃出健康？

　　还得从"民以食为天"的"天"字说起。"天"除有"根本"之意外，尚指"天道"，也就是自然存在的不以人的意志为转移的客观规律。何为"膳食"的"天道"？《周礼·天官冢宰》中对"食医"的规定就已道出了其中的奥妙："凡食齐眡（视）春时，羹齐眡（视）夏时，酱齐眡（视）秋时，饮齐眡（视）冬时。"**为帝王掌理膳食的"食医"，必须根据四季天时特点调制食物剂型，所以根据四时调适饮食，一直被崇奉为饮食养生的基本法则。**在这一法则指导下，四季食养的内容极为丰富，颇有"乱花渐欲迷人眼"之感，我们该如何选择？对此，养生长寿名家当最有话语权。毕竟"纸上得来终觉浅，绝知此事要躬行"，养生名家既然能得享百岁左右高寿，必精研饮食养生而笃行之。研究学习他们的食养经验，比空谈理论强过百倍矣！故本书借鉴养生长寿名家的食养经验，详细介绍了"吃得健康""吃得长寿"的四季饮食养生知识，书名《活到百岁的四季食养》。

"高山仰止，景行行止"，冀望读者朋友们向长寿名家看齐，掌握四季食养妙法，共享美好生活，"同登寿域"，乃至"百岁而动作不衰"，斯为编者之大幸、大乐！

马烈光

2018 年 3 月

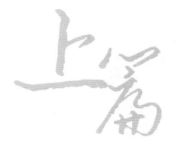

上篇

日用有知　食之成败

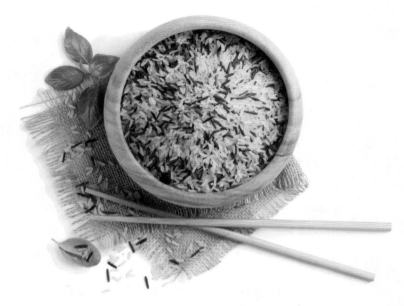

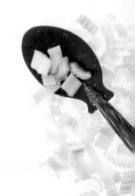

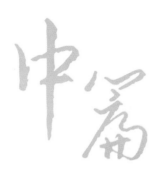

中篇

食养之术
安身之本

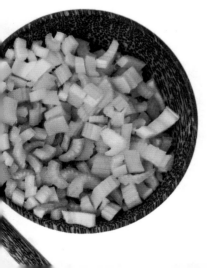

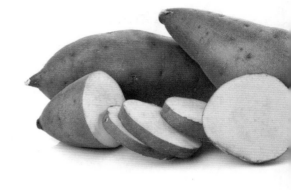

下篇

疗疾平疴

辨病施食

18

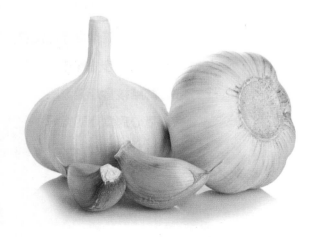

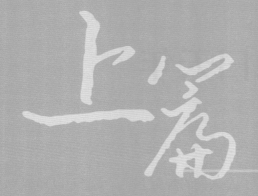

上篇

食之成败
日用有知

写在前面的话：
人有寿限日天年

　　天年，即天赋的年岁，是人们的寿命上限，或者可以理解为人出生后，在生命不受任何损伤的情况下，应该获得的最高寿命。《黄帝内经》认为人们活到的岁数约在百岁以上，如《黄帝内经》中说："尽终其天年，度百岁乃去。"

　　那么，人类的"天年"，即寿命上限究竟是多少？这是个比较复杂的问题，它与先天禀赋的强弱盛衰以及后天营养、居住条件、公共卫生和个人卫生、医疗预防措施等多种因素的影响有关。东汉哲学家王充在《论衡·气寿篇》中曰："若夫强弱夭寿，以百为数，不至百者，气自不足也……人年以百为寿。""百岁"，《礼记》曰"期颐"，在俗语中也常用"百岁"作为人享高寿的一个专用词汇，但这绝非指人的标准寿限就是一百岁。《尚书·洪范篇》以一百二十岁为寿限；嵇康之《养生论》认为，"上寿百二十，古今所同"。说明古人认为人的自然寿命可以活到百岁以上，实际上，上寿"百二十岁"，这个寿限常可在高寿人中达到。

那么，为什么现在许多人往往活不到百二十岁，甚至活不到百岁呢？《黄帝内经》认为，这和懂不懂得、执行不执行养生之道有关，如《素问·上古天真论》中说："余闻上古之人，春秋皆度百岁，而动作不衰；今时之人，年半百而动作皆衰者，时世异耶？人将失之耶？"从而指出了能否身体健康、益寿延年的关键，是在于人们是否懂得养生之道。上古时代的圣贤人由于掌握养生之道，年纪到了100多岁，而形体、动作不显得衰老，但现在的一些人，因不注意养生，往往活不到50岁，形体便衰老了。世界卫生组织（WHO）认为，健康长寿有多种因素，其中主要取决于自己。大量事实证明，不良的"生活方式"对健康的摧残是很严重的，现代人类所患疾病中约有45%与生活方式有关。当然，人不可能不死，但是可以通过后天调养，逐渐增强体质，提高康复能力、抗衰能力，从而达到延年益寿，"百岁而动作不衰"的目的。

医学的最终目的不外指导和帮助人们达到寿命上限。中医认为，人的寿命一方面决定于天赋，即父母赋予后代的身心基础之强弱，另一方面决定于后天的各种影响因素。张景岳说："夫人生器局既禀于有生之初，则其一定之数，似不可以人力强者。第禀得其全而养能合道，必将更寿；禀失其全而养复违和，能无更夭。"说明了先天与后天因素对人的生命的影响。随着社会的发展，科学的进步，人民生活与健康水平的提高，人类平均寿命越来越接近"天年"

了。但是，要想寿近天年，就需要在养生方面格外细致。当前，随着人们物质生活水平的不断提高和精神文明生活的日益丰富，健康与长寿已经成为举世瞩目的问题。

如何养生才能健康长寿？

不少人并不清楚，甚至错误地认为，现在工作繁忙，待退了休再去养生吧！殊不知，**养生是没有年龄界限的，人老时应该保养身体，年轻时、中年时，即使是幼年，也都应珍惜身体。真正到了老年，再去研究和遵循养生之道则为时已晚。想达到天年，就必须时刻注意自身的生活方式。**而与生活方式最密切的莫过于饮食，如何在自然的气候变化中结合自身的实际情况进行饮食调整，达到养身的目的，便是我在后续的篇章中重点论述的内容。

总之，人是有寿命上限的，即中医所谓"天年"，约为120岁到150岁之间。天年寿限，虽然不可能人人都达到，但是，通过适当的保养，每个人都可以无限接近天年，得享高寿。

1300多年前的唐朝，药王孙思邈在《千金要方·食治》中感叹到："夫含气之类，未有不资食以存生，而不知食之有成败，百姓日用而不知，水火至近而难识。"

其意思是说：世上一切生命，都依赖饮食以维持生存，虽然饮食是人们日常生活之一，但很多人并不知道饮食吃对了才能起到养生延年的作用，否则，不但不养人，还可能有损健康。

药王感慨的现象，在千百年后的今天，仍然存在。

曾有一高姓患者，体检时发现有高脂血症。一位医生给他服用了近一个月的降脂药后，甘油三酯指标降至2.7，其后患者用**核桃、黑芝麻、枸杞子、黄豆**打粉做糊食疗，服用后不久出现大便变软，后又至稀溏，日三四次，腹胀肠鸣，食欲渐弱，口腻不适，复查血脂非但没降，还略有上升。这位患者，素来形体肥胖而怕冷，是典型的寒湿体质，存在脾胃中阳不足，消化吸收功能较差的情况。虽然从食材成分来看，核桃、黑芝麻、枸杞子、黄豆含亚油酸、黄酮类等降脂成分；但从中医角度来看，这几味食材的药性都偏于滋腻，会阻碍脾胃的消化功能，容易加重寒湿，所以患者吃过后内湿日盛而出现临床病症。后来，患者改用**陈皮、干姜、山楂、红曲、荷叶**做茶饮，病症消失，血脂恢复正常。

类似的情况，在临床中经常碰到。我们由此反思：**在信息爆炸时代，人们通过各种途径，只言片语地了解到大量食养、食疗方法，或盲从，或无所适从。**为此，我们首列本篇，希望能让大家了解一些无论男女老幼都应该遵守的饮食常规。

1 全面膳食才是真

在一段时期，不少人认为：鸡、鸭、鱼、肉营养价值高，餐餐大鱼大肉，身体长得胖，显得人"富态"，而且对身体有好处。**实际上，这些食品固然是好东西，但现代社会存在的问题往往是好东西吃得太多，超出了人体所需要。古人就把这些精美的食物称为"膏粱厚味"，认为"久食膏粱厚味，肥甘之品，损伤心脾"，长时间食用，会对身体造成伤害。**随着经济发展，人们生活水平提高，乳腺癌、前列腺癌、结肠癌、直肠癌、动脉硬化、冠心病、糖尿病、高脂血症、痛风、脂肪肝等疾病的发病率呈逐年上升趋势，这与"膏粱厚味"摄入太多有密切的关系，都是"吃出来的病"。

于是，人们认识到，过食荤腥不好，但很多人总是容易从一个极端走向另一个极端。现今又出现两种不良的饮食现象。

一者，专挑昂贵的珍稀的食品，如燕窝、鱼翅之类。物有名气则贵，但昂贵的食品营养价值未必就高。如鱼翅是著名的海味，但它的主要成分是胶原蛋白，属于不完全蛋白质，价钱高而营养价值不高。

二者，认定吃素是长寿的法宝。虽然谷物、蔬菜中也有植物蛋白，但属于粗蛋白，质量较差，长期吃素很难满足人体需要，特别是一些必需氨基酸的需要。长此以往，可引起低蛋白血症，也影响脂溶性维生素 D、维生素 E 等的吸收，引起一系列病症。

可见"顿顿荤腥未必好，素食亦非长生诀"，那么到底吃些啥？

让我们先来看看名人是怎么做的？

香港中文大学生物系胡秀英教授之所以著名，因为她是国际著名植物学家，除了在植物研究方面，白手起家建立起中文大学植物标本室等事业上的成功之外，还有一个重要的原因：她是一位百岁老人。曾有记者采访胡教授最喜欢吃的是什么，她说："我以健康为原则，没有想过喜欢吃什么。每天晚上我要吃三种蔬菜，比如芹菜、胡萝卜、小白菜。炒好后放几块鱼，菜熟了，鱼也熟了，有菜有鱼，就很好。"

胡秀英老人简短的回答，印证了科学膳食一条重要的基本原则——全面膳食。

所谓全面膳食，就是全面摄取身体必需的各种营养素，这一直是饮食养生的中心思想，要求正常人应该在饮食内容上尽可能做到多样化，讲究荤素食、主副食、正餐和零食等之间的合理搭配，既不要偏食，也不要过食与不食。

首先，人体所需要的营养素主要包括蛋白质、脂肪、糖类、维生素、矿物质、水和纤维素七大类。这几大类营养素分别存在于不同种类的食物中，如：

- 谷粮类食物主要含有丰富的糖类。

- 蔬菜、水果中含有大量的维生素、矿物质和纤维素。

- 鱼、肉、奶、蛋类则是蛋白质的良好来源。

没有哪种食物能完全满足个体需要的全部营养，只有食用多种食物才能保证营养素摄取得比较全面。

另外，食物也有寒热温凉性质的不同和酸苦甘辛咸味道的差异，只有全面摄取食物，才能保证身体状态的平衡。

　　饮食有偏颇，身体的平衡状态就要出现偏差，积累到一定地步，仅靠身体的自我调整无法恢复平衡，疾病因而产生。所以，日常饮食绝不能盲目追求口味和质量，而忽略全面、平衡的基本原则。

（1）素食为主，荤素搭配

　　中医经典《黄帝内经·素问·脏气法时论》有这样一段话："五谷为养，五果为助，五畜为益，五菜为充，气味合而服之，以补精益气。"

　　就是说主食、水果、肉类、蔬菜等，对人体有各自不同的食养作用，日常应综合食用，以全面补充人体精气。其中，以谷类食物滋养人体，以动物食品补益脏腑，用蔬菜水果作为副食辅助、补充。这样调配的膳食，食物种类多样，含有人体所需要的各种营养成分，避免了酸苦甘辛咸五味的偏食，能调养身体、促进健康。

　　仔细分析这一膳食结构，我们会发现，五谷、五果、五菜都是素食，唯有五畜是荤腥，说明全面膳食结构的食物种类比例应该是"素食为主，荤素搭配"。

　　我国古代养生家一贯主张"薄滋味，去肥浓"，即以素食为主。

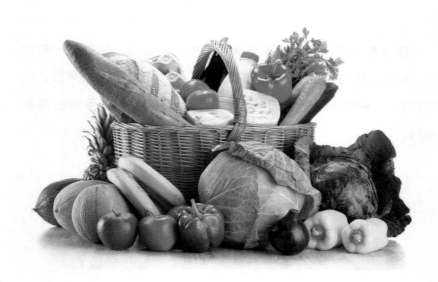

寺庙里的和尚绝大多数都是吃素的，和尚中寿星较多。据"历代高僧生卒年表"所载：571 名和尚，100 岁以上者 12 人，90 岁以上 42人，80 岁以上 142 人，70 岁以上 361 人，65 岁以上 433 人，占75.8%。65 岁以上的高僧所占的百分比，与长寿帝王所占百分比相比较，要超过 10 倍以上。和尚是吃素的，帝王是每天山珍海味、酒肉饱食的。元代医学家朱丹溪曾专门写了"茹淡论"，提倡素食为主，荤素搭配，少吃肉食，或者肉食与蔬菜同进，但不能使肉多于蔬菜，如果肉太多而又经常不断，就会损命折寿。

平时多吃素食，如米面、新鲜蔬菜、水果、豆类及豆制品、植物油等，对人体有许多好处。

- 素食含有的热量比荤食低，容易产生饱腹感，不容易导致肥胖。

- 素食中的纤维素在肠道内可吸收水分而膨胀，刺激肠道加快蠕动，使粪便和有害物质尽快排出体外，能起到预防肠癌的作用。

- 素食中含有丰富的维生素、矿物质、不饱和脂肪酸，对人体有极大好处。维生素 A、维生素 B_2、维生素 C 可防止皮肤干燥，增强皮肤抵抗力，能预防多种皮肤病；烟酸能增强皮肤对日晒的耐受力，防止发生日光性皮炎；大豆中的色氨酸在体内可转化为烟酸，能防治烟酸缺乏症（俗称糙皮病）。

- 素食中豆类、蔬菜、海产品中含有碘、钙、铁等，是头发必需的金属元素，有益于头发的健康。黑豆、芝麻等食品，还可以预防头发脱落和早白。

- 素食属于碱性食品，里面含的钙、钾、镁和钠等元素，有利于血液循环，可中和血液中的酸性物质，使血液保持弱碱性，能携带更多的氧和营养物质供给各组织器官，促进新陈代谢。

- 素食中的油脂属于不饱和脂肪酸，可使胆固醇转化为胆碱、加速分解组织中的胆固醇，防止心血管疾病的发生。

当然长期单纯素食会产生许多弊端。

前面已经说过蛋白质的问题，另外很重要的是素食完全不含维生素 B_{12}，长期素食可致维生素 B_{12} 严重缺乏。

小知识

维生素 B_{12} 对人体有两大作用：

① 是细胞核酸和核蛋白合成代谢过程所必需的物质，有促进红细胞成熟和血红蛋白合成的作用，缺少它就会产生恶性贫血。

② 它是正常脂肪酸合成的辅酶，缺少它就会引起神经胶质正常脂肪酸合成减少，引起神经病变。

因此，《内经》主张的是以素食为主，辅以肉类食品，而不是完全素食。这一全面膳食的概念，与现代的认识是一致的。下面我们来看看中国营养学会最近发布的"中国居民平衡膳食宝塔"（2016）是怎么具体规定的。

（2）中国居民平衡膳食宝塔

在《中国居民膳食指南》（2016）中，为了帮助人们在日常生活中更好地了解和实践一般人群膳食指南的主要内容，专家委员会以"平衡膳食宝塔"的直观形式告诉居民每日应摄入的食物种类、合理数量及适宜的身体活动量。

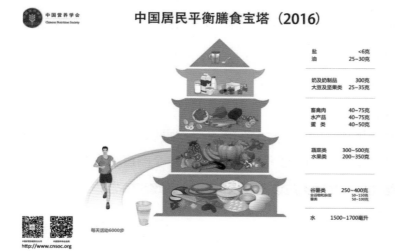

膳食宝塔共分五层，包含我们每天应吃的食物种类。

谷薯类（全谷物和杂豆 50 ~ 150 克 + 薯类 50 ~ 100 克）食物位居基底层，每人每天应该吃 250 ~ 400 克，并饮水 1500 ~ 1700 毫升。

蔬菜和水果占据第二层，每天应吃 300 ~ 500 克和 200 ~ 350 克。

畜禽类、水产品和蛋类等动物性食物位于第三层，每天应该吃畜禽类 40 ~ 75 克，水产品 40 ~ 75 克，蛋类 40 ~ 50 克。

奶类和大豆坚果类食物合占第四层，每天应吃奶及奶制品 300 克和豆类及坚果类 25 ~ 35 克。

第五层塔尖是油脂类和盐，油脂每天 25～30 克，盐控制在每天 6 克以内。

膳食宝塔各层位置和面积不同，一定程度上反映出各类食物在膳食中的地位和应占的比重。**我们可以从这个图直观地感受到，全面膳食结构的食物种类应该是"素食为主，荤素搭配"。**

平衡膳食宝塔提出的是一个营养上比较理想的膳食模式。**宝塔建议的各类食物的摄入量一般是指食物的生重**，各类食物的组成是根据全国营养调查中居民膳食的实际情况计算的，**而且每一类食物的重量不是指某一种具体食物的重量。**

谷类是面粉、大米、玉米粉、小麦、高粱等的总和，它们是膳食中能量的主要来源。多种谷类掺着吃比单吃一种好，特别是以玉米或高粱为主要食物时，更应当重视搭配一些其他的谷类或豆类食物。

加工的谷类食品如面包、烙饼、切面等应折合成相当的面粉量来计算。

小知识

人见人爱的红薯

在 1997 年"膳食宝塔"的底层，只有谷类食物，2007 年以后的"新塔"加了薯类、杂豆和水。世界卫生组织经过多年的研究和评选后，将薯类中的红薯列为 13 种最佳蔬菜之首，并且完全可以作为主食。

中医认为红薯味甘，性平，能补脾益气，宽肠通便，白心红薯生吃还能生津止渴。

薯类营养素丰富，所含蛋白质和维生素 C、维生素 B_1、维生素 B_2 比苹果高得多，钙、磷、镁、钾含量也很高，尤其是钾，可以说在蔬菜类里名列前茅。

薯类中含有大量被称为是"第七营养素"的食物纤维，有预防便秘和肠癌等作用。

薯类成分中比较特殊的是其所含淀粉，被称为抗性淀粉，属于食物纤维类。这种淀粉很难被人体消化，本身所含热量极低，不会使人产生肥胖。此外，抗性淀粉不能在小肠内分解为葡萄糖，因而不会提升人体内血糖浓度，对胰岛素分泌的影响极小，适宜血糖不稳定或高血糖患者食用。而且抗性淀粉能降低血液中甘油三酯和胆固醇水平，进而起到防止动脉硬化与心、脑血管病的功效。

但要注意的是，薯类中的抗性淀粉含量容易受加工工艺和烹调方法的影响，应采取一些策略来增加抗性淀粉的摄入，如把熟土豆等放凉后再吃。

每人每日饮水建议量约 1500～1700 毫升，应注意水的需要量受年龄、环境温度、身体活动等因素的影响。生活在温和气候下和从事轻体力活动的成年人每天至少喝 6 杯水，高温或强体力劳动的人适当再增加一些；**喝水应少量多次，要主动，不要等渴了才去喝水。**

蔬菜和水果一直是放在一起的，因为它们有许多共性。但蔬菜和水果终究是两类食物，各有优势，不能完全相互替代。尤其是儿童，不能只吃水果不吃蔬菜。蔬菜、水果的重量按市售鲜重计算。**一般说来，红、绿、黄色较深的蔬菜和深黄色水果含营养素比较丰富，所以应多选用深色蔬菜和水果。**

鱼、肉、蛋归为一类，主要因为这些食物都提供动物性蛋白质和一些重要的矿物质和维生素。但它们彼此间也有明显区别。**鱼、虾及其他水产品含脂肪很低，有条件可以多吃一些。这类食物的重量是按购买时的鲜重计算。肉类包含畜肉、禽肉及内脏，是按屠宰清洗后的重量来计算的。这类食物尤其是猪肉含脂肪较高，所以生活富裕时也不应该吃过多肉类。蛋类含胆固醇相当高，一般每天不超过两个为好。**

奶类及奶制品，当前主要有鲜牛奶和奶粉。中国居民膳食中普遍缺钙，奶类是首选补钙食物，很难用其他食物代替。有些人饮奶后有不同程度的肠胃道不适，可以试用酸奶或其他奶制品。

"膳食宝塔"的第四层还包括豆类和坚果类，但豆类中只有大豆是在第四层，杂豆类则在第一层，这是因为大豆的营养价值非普通杂豆可比。在大豆中，含有 40% 比例的氨基酸和蛋白质，而且是容易吸收的水溶性蛋白质，内部营养结构非常平衡，并含有胡萝卜素和多种维生素。尤其是最近几年发现大豆中的卵磷脂和亚油酸，对预防心脑血管疾病很有好处，此外，大豆中含有的大豆异黄酮还具有预防癌症和抗癌的作用。

鉴于我国人民饮食口味大多偏咸，膳食宝塔还特别规定了每日摄入食盐 6 克以内，口味重的人可以在炒菜时放少许醋以帮助自己适应少盐食物，此外，也可以适当用钾盐替代钠盐。

下面我们一起来看看另外一条重要的膳食基本原则。

百岁国医大师邓铁涛的养生秘诀

马烈光教授

养生治未病

中医孙子之职责

邓铁涛 二〇一五年十二月卄一日

邓铁涛，1916 年生，首届国医大师，广州中医药大学终身教授，博士生导师，全国著名中医学家、教育家、享受国务院政府特殊津贴专家、广州中医药大学邓铁涛研究所所长。

马烈光：

邓老，我听说您几十年来，一直坚持养生，并有一套自己的养生方法，这次登门，就是希望向您请教养生之道啊！

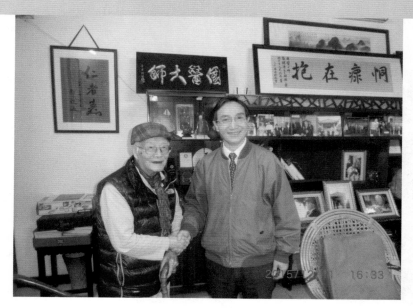

马烈光与邓老

邓铁涛：

养生对于人的生命健康是非常重要的。养生重于治病，是我一直倡导的理念。我认为，健康要求应上升到精神世界，中医要综合运用气功、文学、音乐、歌舞、美食、药膳等，变医院为保健园，变被动诊疗为主动预防治未病，让人们通过中医养生，享受健康的快乐。因此，我早年就提出，应发扬传统的食疗养生和体育运动等保健方法，用中医扶正固本、祛邪防病理论指导保健工作。同时要充分运用现代科学仪器，定期进行健康体检，实现中西医结合保健，提高保健水平，做到无病早防、有病早治，以防为首、防治结合。医学应以养生保健为中心，保障人们生活得更愉快、舒适。

② 因人而异很重要

（1）从两则新闻说起

2007 年，有两则关于长寿老人的新闻，不知大家是否看过。

一则是山东烟台龙口市一位姓于的百岁老人，他不吃食盐已有 62 年，但却身体硬朗，只在 1972 年因咳嗽去过一次医院，后来再也没去过医院。据老人儿子介绍：老人 38 岁一场大病之后便不再吃食盐了，做饭时也只好分成两份，炒菜时先不放盐，给老人盛出一份后，剩下的再放点盐；包饺子的时候馅也要分成带盐和不带盐的两份，把不带盐的单独煮。老人一辈子最爱吃白糖，平常日子里，他一般吃韭菜和胡萝卜，一辈子没有吃过鱼，年轻的时候吃过少许的肉。

另一则新闻却与之截然相反，而且这位主人公还是位名人，她就是于 2007 年 2 月 1 日，在南京成功举办了个人剪纸作品展，并被授予"南京市文学艺术奖终身成就奖"的 111 岁老人胡家芝。胡家芝有一个养生秘诀，那就是每天早晨起来先喝一杯淡盐开水，已经坚持了六七十年。对此，她总结的好处是：睡了一夜，体内的水分会减少，早晨起来喝杯淡盐开水，能补充夜间身体代谢失去的水分，还能清洁肠胃，促进血液循环，预防疾病。

同样是百岁寿星，一位从不食盐，一位晨起就是喝盐水，反差如此之大，但却都健康长寿。您也许经历过或者听身边的朋友念叨过："人家吃了都说很好，结果我吃了就是不舒服。"

其实，这种听别人说吃了好就效仿的饮食习惯本身就是一种错误。

俗话说得好"人上一百，形形色色"，人与人之间是有差异的，同样是大米饭，别人可能一顿吃一斤才觉饱，而自己一顿吃一斤，说不定会吃出急性胃扩张。这就是一条很重要的饮食养生原则——因人而异。

（2）细说"因人而异"

因人而异，就是根据人的体质、生理特点进行膳食养生。

人在生长过程中，随着年龄不同，会表现出不同的生理特点。比如：

小儿脏腑娇嫩，脾胃运化功能较成人薄弱，故有"脾常不足"之说，因此，供给小儿的各种营养物质，既要保证质和量的需要，又必须与其消化功能相适应，要保证蛋白质的供给，并配合丰富的维生素和矿物质。

老年脏腑功能衰退，化源不足，《寿亲养老新书·饮食调治》说："老人之食，大抵宜其温热熟软，忌其黏硬生冷。"宜节制脂肪和糖类，注意多吃含纤维素的食品，清淡素食和乳食。

妇女有妊娠、哺乳期等生理特点，故其膳食宜忌也有特殊性。妊娠期间，随着胎儿的生长发育，母体比平时需要更多的营养，以满足母体与胎儿发育的需要。每日膳食要有蛋、肉、鱼、蔬菜、豆浆、牛奶、豆制品、虾米或海米等，并注意每餐不宜过饱，少吃食盐，以免引起妊娠性水肿。此外，勿嗜流质、油炸及过甜食物，禁忌烟酒及辛辣刺激物。妊娠妇女对饮食往往有特殊嗜好，这是一时生理需求变化，如果无害于消化器官和腹中胎儿，可随其所好，也不必强求进食不喜欢的食物。哺乳期，膳食应有充分热量，并注意多吃富含矿物质的食品，以满足各种微量元素的摄入需求。

另外，不同体质的人，膳食选择也不同。

体弱者应食易消化而又营养充足的食品。

体肥者多痰湿，宜食清淡化痰的食物，并限制糖及脂肪的摄入。

体瘦者多阴虚，宜食滋阴生津的食物。

阳虚体质、阴盛体质者，则特别适合食用狗肉、羊肉之类的温热食物。

燥热体质者应忌过于温燥的食物，而应选用偏寒凉、具补阴生津、清热凉血功效的食物。

"因人而异"的膳食原则，最终要落实到个人的膳食上面，怎样才能找到适合自己的膳食结构呢？这里送给您两句话：

一句是老子在《道德经》里说的"知人者智，自知者明"，**养生是一个长期的过程，每一个人应该细心体察自己对食物的反应，来找到最适合自己的膳食结构。**

另外一句话是"从普遍到特殊再到个性"，怎样找到适合自己的合理膳食？**除了自己要注意总结外，还要找到自己归属哪一类特殊人群，再遵守这一特定人群的膳食规律，结合自身特点，找到适合自己的规律。**

"因人而异"的膳食原则，我们就大致说到这里，在中篇中，我们会介绍更多不同人群的膳食养生方法。我们接下来要讨论的另一条膳食基本原则——"因时制宜"。

3 因时制宜当遵从

大家或许看过徐家私房菜精作坊主人徐正才所著的《锅台漫笔》这本书，文中谈到他师傅沈子芳秘传的"宫保鸡丁"，不拘泥旧法，不用花生仁，而是根据时节选用时鲜的绿叶菜蔬替代。这则故事，说明高明的厨师知道因时制宜进行烹饪。中国有很多饮食保健的谚语，大家随口就能说上一两句，其中有很多都跟时令有关。例如：

"春吃葱，人轻松。"

"到了三月三，芥菜可以当灵丹。"

"热天半块瓜，药都不用抓。"

"冬吃萝卜夏吃姜，不劳医生开药方。"

"三伏不离绿豆汤，头顶火盆也无恙。"

"十月板栗笑哈哈，健康长寿跑到家。"

……

还有很多，不胜枚举。这些民谚是千百年来人们膳食养生经验的总结，蕴含了深刻的道理，那就是膳食养生要"因时制宜"。

"因时制宜"的食养原则，根据人与外环境息息相关的整体统一观念提出。一年之中，春夏秋冬季节变化所形成的温热凉寒气候变化，对人体必然产生一定的影响，而人体在适应自然界气候变化的过程中必定作出相应的反应；一天之内，也同样存在早中晚的不同。食物性能也有清凉、甘淡、辛热、温补之异，所以饮食摄养应该顺应外界阴阳的变化，顺时施膳。

这一原则，包含有多方面的含义，既包括季节，也包括时令、朝夕等。例如"晨吃三片姜，如喝人参汤"，就是一日之内顺时食养的具体运用。传统食养学对四季的顺时食养积累了许多丰富的经验。例如，就四时食补而言：

- 春天气候温和，万物生长向上，五脏属肝，应以升发肝气为主，需要补肝，称为升补，此时不宜食油腻辛辣之物，以免助阳外泄，应多食清淡的蔬菜、豆类制品。

- 夏季气候炎热，人体喜凉，五脏属心，需要清补，且夏天多雨，脾胃易受湿困，饮食应以甘寒、清淡、少油为好。

- 秋季气候凉爽，五脏属肺，需要平补，此时万物收敛，气候干燥，可吃一些能润燥生津的食品。

- 冬季气候寒冷，阳气深藏，五脏属肾，寒邪易伤肾阳，需要温补，可吃温热食物。

一些食物，虽然含有丰富的营养成分，但如不注意食用季节，不仅对人体无益，还可能造成伤害。如冬天吃狗肉能温补脾肾，但

在春夏吃却很容易燥热伤津而上火。

现代营养学也发现人体的功能活动有着明显的时间节律，膳食应该顺应这种节律来安排。例如：

- 冬季寒冷可刺激甲状腺引起功能亢进，使热量消耗增加、体内蛋白质分解加速，进而导致人体耐力和抵抗力减弱，所以，冬季期间的膳食应以高热量为主。

- 夏季气候炎热，人的消化功能较弱，若对饮食不加选择，照常吃一些大鱼大肉以及不易消化的食物，容易引起食欲缺乏、食后腹胀等，因此夏季饮食更要注意清淡容易消化。

总之，"因时制宜"作为膳食养生的一条重要原则，其具体运用起来内容是非常丰富的，这在本书的中篇里还会有更多的介绍。大家一定会问，既然一年四季、一日之内，膳食不同，那么我国幅员辽阔，不同地方的人饮食习惯也各不相同，这里面是不是也有其客观的道理所在？答案是肯定的，那就是膳食养生必须遵守的第四条基本原则——因地制宜。

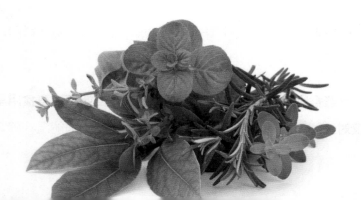

4 有益食俗要习惯

提起北京中医医院吉良晨教授的医术，凡是认识他的人都会竖起大拇指，他的养生秘诀更是为人津津乐道。对于养生，吉良晨有自己的三宝，其中第一宝就是食养。在吉老的食养原则中有一条就是"因地制宜"，他自己曾举例说："从我自己本身来说，我什么都吃，但是我不过多地吃辣东西，有一点点辣还可以凑合，太辣就不行了，因为北京地区干燥，不像川贵这一带地处潮湿吃辣适宜，中医主张天人合一思想，人与自然是息息相关的。"

的确，中国幅员辽阔，不同地域的人，饮食习惯有所不同，各有一些特别的饮食偏好。这种饮食习惯和偏好，往往是当地人们为了适应当地的自然环境而逐渐形成的。这种喜好的实质是中医"因地制宜"食养原则的具体体现。

因此，在当地特定的地域环境下，我们不但要被动顺从这些饮食喜好，更要积极主动地运用它来保养自己的身体。

例如：北方人爱吃生大蒜、生葱。这是由于北方气候比较寒冷，寒主收敛，毛孔多闭合而阳气内敛、气机失畅。大蒜、生葱都是辛味食品，开散的性质较强，服用后可以调畅气机、通阳散滞。

从现代科学研究来看，吃大蒜有很多好处：

大蒜对防治老年人动脉硬化、降低血脂、预防心肌梗死，都有一定作用，可以防止脑血栓形成。

大蒜能刺激垂体，以控制一些内分泌腺的功能，并调节脂肪和糖的吸收，所以对肥胖的糖尿病病人有一定辅助治疗作用。

大蒜还有一定防癌的效果，尤其能预防胃癌的发生。

大蒜有杀灭细菌的作用，能预防肠炎和肺炎。

川湘滇黔的人都爱吃辛辣，是因为这些地域的湿气都比较重，人们容易感受湿邪而使脾胃功能受到阻碍，而辛辣饮食能燥湿醒脾。

现代研究表明：

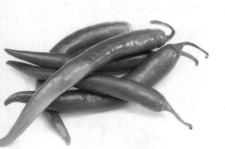

辣椒有降血脂，解油腻，防止心血管疾病的作用。

辣椒能促进消化液的分泌，增进胃肠蠕动，帮助消化。

辣椒富含维生素 C 和维生素 A，可以预防动脉硬化，抗衰老，提高人体的抵抗能力，预防癌症。

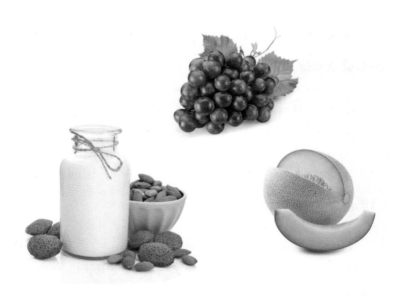

新疆百岁以上老人数量，居全国之冠。那里的饮食上有两大特点：

一是喜欢吃瓜果。

二是喜欢喝酸奶。

新疆以盛产葡萄和哈密瓜驰名全国。两千多年前成书的《神农本草经》就记载了葡萄有强筋壮骨、延年益寿的作用。酸奶不仅含有自然抗菌物质，还可以抑制肿瘤。有人实验，将患有癌症的老鼠分为两组，一组用酸牛奶做饲料喂食；另一组的饲料不加酸牛奶，结果用酸牛奶饲养的老鼠癌细胞明显受到抑制。

诸如此类的饮食习俗，只要是有益的都应该遵从。

当然，要提醒大家的是，喜好不等同于嗜好，如果过于偏嗜，则对健康无益。

落实"因地制宜"原则的另一方面，就是要根据实际的地理环境特点，主动、有针对性地选择膳食，例如：

生活在山区的人容易缺碘导致大脖子病，因而应该适当多吃些含碘的海产品。

高原之人阳气易受伤，宜食温热食物以祛除寒凉之气；又由于高原多风、天气干燥，容易耗损人体津液使皮肤燥裂，所以要用滋润的食物。

平原之人阴气不足，湿气偏盛，要多食一些甘凉或清淡通利的食品，以养阴益气，宽胸祛湿。

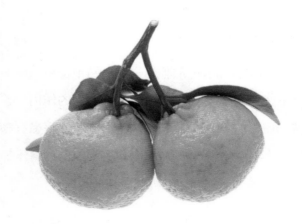

⑤ 注重营养，调和五味

前面，我们谈了全面膳食、因人而异、因时制宜，这些都是膳食养生的基本原则。那怎么具体根据以上原则选择和搭配各种食物呢？其中的方法细说起来很复杂，但其大法有两条。

其一，就是注重营养。前面提到的膳食宝塔，已经给大家列出了人体营养必需的几大类食物，**我们可以根据具体时令和地域环境下的自身情况，来选择和安排各种食物的比例。**这是现代营养学指导下选择和搭配膳食的大法，大家是容易接受的。

其二，是要调和五味，即**根据时令阴阳消长的变化、地域阴阳盛衰的不同和人体五脏阴阳的具体情况，谨慎地选择和调配食物的性味归经。**这一方法是传统中医养生学所特有的，是千百年来我国劳动人民膳食养生保健经验和智慧的结晶。**如果不注意这一方法，有时候，即使按照现代营养学的观点选择的食物，吃了也达不到效果，甚至无益于身体健康。**在本篇开头，我们提到一位高姓的朋友，就是因为没有注意调和五味，非但没能降脂还引起腹胀腹泻、口腻纳呆的寒湿中阻的病症。

或许大家对"调和五味"这一方法的理论道理并不了解，我们在此，就给大家做一个简要介绍。在中医理论体系当中，时脏阴阳理论是一核心内容，它用五行将人体各部分和外界的环境都紧密联系在了一起（见下表）。

自　然　界							五行	人　体					
五音	五味	五色	五化	五气	五方	五季		五脏	六腑	五官	形体	情志	五声	变动
角	酸	青	生	风	东	春	木	肝	胆	目	筋	怒	呼	握
徵	苦	赤	长	暑	南	夏	火	心	小肠	舌	脉	喜	笑	忧
宫	甘	黄	化	湿	中	长夏	土	脾	胃	口	肉	思	歌	哕
商	辛	白	收	燥	西	秋	金	肺	大肠	鼻	皮毛	悲	哭	咳
羽	咸	黑	藏	寒	北	冬	水	肾	膀胱	耳	骨	恐	呻	栗

中医将食物的性味归纳为酸、苦、甘、辛、咸五种，统称"五味"。从表中我们可以直观地看出，不同的时节、地域和人体脏腑都有与之对应的五味。五味与脏腑的生理功能有着密切的联系，对人体的作用也各不相同。酸味入肝，苦味入心，甘味入脾，辛味入肺，咸味入肾。五味调和能滋养五脏，补益五脏之气，强壮身体。而五味偏嗜太过，久之会引起相应脏腑的偏盛或偏衰，导致五脏的功能活动失调。例如：

- 适当吃些酸味食物，可健脾开胃，促进食欲，但过量服食可引起胃酸增多，影响消化功能，脾胃有病者应少吃。

- 苦味具有清热燥湿、清热解毒泻火等作用，多食则会引起胃疼、腹泻、消化不良等症。

- 甘味具有补养气血、调和脾胃、缓解疼痛、解毒等作用，但吃太多甜腻食物，就会阻碍气的运行、助湿生痰，甚至诱发消渴。

- 辛味可发散、行气、活血，能刺激胃肠蠕动，增加消化液的分泌，还能促进血液循环和机体的代谢，祛风散寒、解表止痛，但食用过量会刺激胃黏膜，所以患有痔疮、肛裂、消化道溃疡、便秘以及神经衰弱的患者不吃为好。

- 咸味能软坚润下，有调节人体细胞和血液的渗透压平衡以及正常的水钠代谢作用，在呕吐、腹泻及大汗后，适量喝点淡盐水，可防止体内微量元素的缺乏，但过食可诱发水肿、高血压病、动脉硬化等。

可见，只有注重营养、调和五味，把这一今一古两种方法综合起来，才可能正确地选择和搭配好膳食。当然要做到灵活运用这两种方法，还得对各种食物的营养价值和性味归经有所了解。

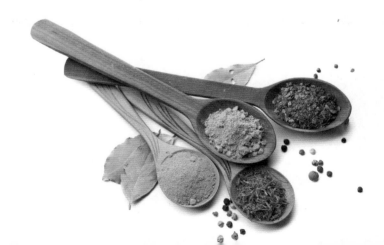

⑥ 食养、食疗要分清

中华民族积累了丰富的正确选择食物、合理调配膳食、用食物进行养生防病治病的知识。随着时代发展，这些原本集中掌握在医生手里的知识逐渐流传开来，许多食疗食养名方广为人知。曾有人听说饮醋对身体很好，于是每日饮用，结果一月后出现明显腹痛的症状，被检查出患上了十二指肠溃疡；另有人听说生吃芦荟可以排毒养颜，结果吃出大肠黑变病而动手术割除。可见很多人是道听途说，盲目服用，将一些本属食疗范畴的方药当成食养方服用，遗祸不浅。

食养原意指食物的营养、滋养作用，中医食养的概念，针对的是非疾患人群，**充分体现了中医预防为主的思想，是研究合理膳食，使其充分发挥营养保健作用的学术。**

食疗则是指食物的治疗作用，中医食疗的概念，针对的是已经患病的人，**体现的是中医药食同源，食先于药的思想，是研究运用适当的食物，或运用食物配合药物，通过日常饮食的方式治疗疾病的学术。**

食疗的作用和重要性：

> 药王孙思邈的《千金方》作了高度概括："食能排邪而安脏腑，悦神爽气以资血气，若能用食平疴，释情遣疾者，可谓良工……当须先洞晓病源，知其所犯，以食治之，食疗不愈，然后命药。"

这告诉我们，食物能祛邪保健，滋养人体气血，如果仅用食物就能治好疾病的人，可称高明的医生，治病的一般规律是，洞悉疾病的病因，明了病情，然后先用食物调治，食物治疗不好，再使用药物。

可见，食疗、食养是两个完全不同的范畴。**由于中医治病的根本原则是"调理阴阳、以偏（药食）纠偏（人体）"，也就是说运用各种治疗介质的偏性，去纠正已经发生偏颇的人体阴阳失衡状态，使其恢复阴阳平衡的常态。如果健康人群服用食疗方，由于食疗方偏性明显，则非但起不到保健作用，还会打破原本的阴阳平衡而导致疾病。所以我们一定要分清哪些是食养方、哪些是食疗方，平时看到相关信息的时候，一定要仔细看看其作用和适用范围，切不可胡乱食用。**

⑦ 会吃千顿香

前面我们讨论的是如何选择膳食的问题，而进餐方法是否正确，同样影响着我们的健康，正所谓会吃千顿香，吃不得法难安康。下面我们一起来看看就餐方法的点点滴滴。

（1）饮食安全的黄金定律

俗话说"病从口入"。自古以来人们就认识到，吃得不好，不但对健康没有帮助，还有可能导致疾病，所以饮食安全应该引起足够的重视。世界卫生组织提出的"确保食品安全的 10 条黄金定律"，可资参考。

- 食熟即食。从现代卫生学的观点来看，由于许多有害细菌在常温下会大量繁殖，所以食物一旦煮熟就应该马上吃掉，而在常温下存放了 4～5 小时的熟食则是最危险的。

- 食熟方食。或许您还停留在"煮熟食物是为了消毒杀菌、有益于消化吸收"的阶段，但还有一点您可能不知道，现代研究认为：未熟透的食物，特别是未熟透的含蛋白质、脂肪比较高的食物，是滋生微生物最好的温床。因此，对于要煮了吃的食物，一定要煮熟透。所谓熟透，是指食物的所有部位的温度至少达到 70 度。

- 选择加工处理过的食品。例如，消毒牛奶、用紫外线照射过的新鲜或冷冻食品。

- 保存食物时不要让生、熟食接触，否则容易造成污染，使熟食滋生有害微生物。

- 厨具、餐具要保持清洁。

- 烹饪之前应洗手。如果手有伤口，烹饪时应包扎好，避免与被加工的原材料接触。

- 避免昆虫、猫、狗等接触食物，以免其将有害微生物播散到食物上。

- 饮用水和准备食物所需的水应清洁干净，如怀疑水不干净应把水煮沸或进行消毒处理。

（2）吃饭要定时定量

中国人吃饭，自古以来就非常讲究，其中有一条就是饮食要"定时定量"。孔子《论语·乡党》"八不食"中，"不时，不食"等赫然在列，这里的"时"既包含尽人皆知的早、午、晚饭时间安排，还包括一年四季的饮食规律，例如，不是当季的蔬菜水果不吃。汉代成书的医学典籍《黄帝内经》更是将"食饮有节"作为养生的一大原则提出。唐代，药王孙思邈在《千金要方》一书中也指出"饮食以时"，就是指按照一定的时间，有规律地进食，这样做有利于脾胃的消化吸收。后世医学家、养生家，在著书立说、谈论养生的时候，也总把饮食定时定量作为重要的养生原则列出。我国传统对一日三餐的安排为"早饭要饱，午饭要好，晚饭要少"，这是有道理的。**从时间上来说，一日三餐之间，相隔最好不要超过5个小时。** 这是因为：

- 如果相隔时间过长，会使人产生饥饿感并体力不支。

- 而相隔时间过短，又会使机体的消化系统忙于消化而产生疲劳感。

在我们的一日三餐中并不是仅仅考虑相隔的时间就够了，还要考虑到机体的生物钟，人体有固定的生物钟活动规律，这其中包括了饮食规律。一般情况如下：

- 早餐的时间应该在早晨7点左右，且考虑到与前一天晚餐相隔时间较长，上午又是一个人工作效率最高的时候，所以早餐应保证量和质，也就是早餐要吃"饱"。

- 午餐应该定在12点左右，不需要像早餐那样丰盛，吃到七八分饱即可，所以可以适当提高饭"质"，甚至花点时间享受一下饮食的快乐，也就是午餐要"好"。

- 晚餐的时间应该在下午5~6点之间，考虑到晚上10~11点

（亥时后半段）就应就寝，因此要吃的少一些，古人推荐粥食一碗，或可稍配一些菜肴，也就是晚饭要"少"。这就是"定时定量"的大概规律。

另外，要根据一天的营养需要合理安排饮食摄入量，而不是根据个人对食品的喜好程度，符合自己的口味则贪吃，不喜欢就不吃，这就违背了饮食规律中"定量"的要求。

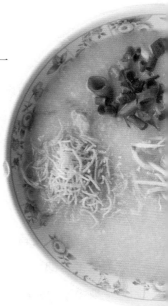

（3）多食多苦患

都说"人是铁，饭是钢，一顿不吃饿得慌"。的确，人体的绝大部分的营养来源就在食物，所以中医早就指出"水谷，生之本也"。但是，我们还应该注意"再好的东西都不要过量"，否则过犹不及。

> 中医经典《黄帝内经》中有一句话叫："饮食自倍，肠胃乃伤。"

就是说吃得太多，超过自己的消化能力，就会损伤肠胃功能。这句话强调了饮食失节的致病因素，不愧为经典之语。中医学认为，人出生后的生长、发育、健康与否，都受到脾胃的影响和支配。脾、胃、肠是食物消化的直接参与者，分工合作，负责将食物转化成中医所说的水谷精微，也就是营养物质，进而吸收入人体，供给人体的各项活动需求。因此，**饮食有偏差，尤其是多食、过食、嗜食、暴食，都会损伤脾胃与肠**。其中，脾胃居于消化道前端，一有损伤，首当其冲。脾胃受伤，自然健康受损。因此，饮食不可过饱。

前人还有"多食之人有五苦患"之说，指出了摄食过多的具体危害，即"一者，大便数；二者，小便数；三者，扰睡眠；四者，身重不堪修养；五者，多患食不消化"。吃得多，大、小便就多，身体容易发胖，饮食也不容易消化完全，晚饭吃得太多，还会影响睡眠，这是古人的金玉良言，也是大量观察和实践后的经验总结，值得我们学习并用于膳食养生的实践中。

由此看来，不吃不行，吃多了也不行。所以，人们常说"吃个半饱刚刚好"。但到底何谓"半饱"，什么程度叫"刚刚好"？

从现代营养学来说，一顿该吃多少，可以严格按体重、身高等身体指数计算出来，但这显然不适合我们日常操作，更何况，即使同一个人，每天运动量不同，其需要摄入的饮食量也是动态变化的。**其实人体自身是一个很严密的系统，每当我们进食到一定量的时候，我们的身体自然会发出信号，那就是"饱"感。我们日常只要细心体会，自然会明显感觉到，一旦"饱"感出现，那就是适量**

了，即使这时还有食欲，也应该及时停筷。如果出现"饱胀""吃撑了"的感觉，那无疑是过量了。当然，我们以上所提到的感觉，是针对没有疾患的人群，如果是有明显胃肠道疾病，如胃炎、十二指肠溃疡，或者因为其他系统疾病影响到胃肠道功能的，则不在此例。

（4）少食增寿

从古到今，少吃体健的百岁寿星很多。

> 唐代百岁医学家孙思邈认为"食欲数而少，不欲顿而多"。

据报道，当年广州著名的百岁老人廖富辉，其长寿经验之一就是每餐只吃 30 克米饭，不到一两，一天四餐 120 克，也就是二两多点。事实上，"每天吃上 5～6 顿，每餐少量"，是广州老人传统保健之道。在贫瘠的北部撒哈拉大沙漠有一支古老的部族——图布族。图布族人一日三餐都很少，但身体却异常强壮，多寿星。晋代张华在《博物志》中明确阐述了所吃多少与寿命的关系，他指出："所食愈少，心愈开，年愈益。所食众多，心愈塞，年愈损焉。"

"食欲数而少，不欲顿而多"的长寿经验通过在现代研究已证实其科学性。有学者用大鼠进行营养对寿命疾病影响的实验，结果表明限食组比不限食组的寿命要长，而且限食组大鼠罹患肾病、肿瘤的比不限食组少，发生疾病的时间也晚些。实验还发现，从少年期限食，最能延年益寿。有科学家断言：把食物热量减少到维持正常体重所要求的 1/3，但保留全部必需的营养物，就可大大延长人的寿命。有人曾对 1400 名处于正常热量供应状况下的 60～64 岁的人进行了试验研究，其中 668 人，每天吃 1～2 顿饭，每 3 个人中就有一个患不同类型的心血管疾病；另外 168 人把同样的饮食分为 6 次吃，即一天吃 6 顿，总量不变，患心血管病的人仅有 1/6，比 1 天吃 1～2 顿的，患病率减少 50%；比 1 天吃 3 顿的，患病率下降 18.8%，这说明，少吃多餐对老年人的健康是有益的。

（5）不吃早餐危害多

现在城市里的人，特别是一些女性，对待早餐十分马虎，要么随便吃点，要么干脆不吃。还给自己找借口说是为了"塑造形体美，早餐容易使身体发胖"。**其实，早餐是提供一天活动所需能量的基础，如果长期不进早餐会导致一些严重后果。**

其一，长期不进早餐的人极易患胆结石。在正常情况下，胆固醇均匀地和胆盐、磷脂溶解在胆汁中，胆汁从肝脏分泌出来后，暂时贮存在胆囊内，当食物进入十二指肠和小肠上部后，刺激胆囊收缩素分泌，使胆囊收缩，排出胆汁至肠道，从而参与消化。如果胆囊排泄胆汁不及时，则会使胆汁过度蓄积，胆固醇"超饱和"而沉淀，久之则形成结石。通常晚上 10 时以后，人体便进入空腹状态。如果次日早晨不进餐，待到午饭时，胆汁在胆囊内已停留 10 余小时，大大增加了胆汁凝聚出结石的机会。

其二，长期不进早餐，会打乱消化道正常的节律，导致胃肠道功能紊乱，严重者诱发胃炎、十二指肠炎、消化性溃疡等疾病。清晨起来，人一夜"粒米未进"，胃中胃酸的相对浓度较大，如果不及时进食将之消耗掉，胃酸、胃蛋白酶就会刺激胃、十二指肠黏膜；加上胃是一个可以收缩膨胀的器官，在早晨，胃已经收缩到很小，不进早餐，还会持续收缩，到午餐时，势必会使胃急剧膨胀，胃黏膜容易受损。长此以往，便容易患胃炎、十二指肠炎、消化性溃疡等疾病。

（6）晚吃少，何谓少

都说晚吃少有益健康，然而究竟怎样吃才算"少"得恰如其分，还真是件让人伤脑筋的事。养生学家提出了两种简便的衡量方法，供大家参考：

一是每天起床前先握握手，如果感觉吃力，像是发胀的样子，就是昨晚吃饭过量了。这是因为细胞吸收了过剩的营养，没有完全消耗掉，水湿之气停留，从而使细胞肿胀饱满，产生手胀和吃力的感觉。

　　二是如果睡觉时很容易流口水，或者第二天早晨舌头发胀，呈微紫色，说话时转动不灵活；或者早晨起床后唾液比往常分泌得少，感到口干。都是头天晚饭吃得过饱的表现，应及时调整以后晚饭的量。

　　同时，"晚吃少"也不能一概而论，要根据不同人的情况而定。在通常情况下，"晚餐吃得少"是以早睡为前提的，因为晚餐吃得过饱会加重消化系统的负担，还会干扰大脑皮质的活动，妨碍入睡。但对于学生、教师、医生等人而言，由于晚上大多有加夜班的习惯，这样一来，不仅不能少吃晚餐，相反，还要适当加点夜宵。否则经常熬夜挨饿，不仅影响睡眠质量，还会产生胃肠疾病和低血糖症状，对健康不利。因此，**晚上需要较长时间工作、学习的人，一定要将晚餐吃饱、吃好，晚餐饮食应以富含维生素 C 和粗纤维的食物为主，这类食物既能帮助消化，防止便秘，又能供给人体需要的纤维素和微量元素，防止动脉硬化，改善血液循环，有益于人体健康。**

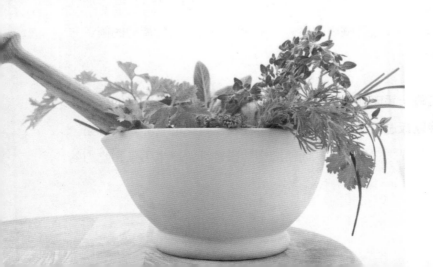

8 吃饭前的准备

天天都在吃饭，这习以为常的活动，却也要做好"磨刀不误砍柴工"的准备工作。常常有人一到吃饭时间就喊"没有食欲"，就是因为没做好事前准备。那么进餐前应注意哪些事情呢?

①餐前莫要吃零食：刚吃了许多零食，到吃饭时肯定没有食欲。

②就餐心情莫激动：过激的情绪对食欲影响很大。得知自己中了头奖，可能就激动得没了食欲；而倒霉透顶，情绪低落，同样会没有吃饭的心情。

③食物色香味俱全：餐桌上的食物颜色看起来"黑乎乎"的，闻起来一股怪怪的味道，一看一闻之下，立刻就没有了食欲。相反，饭菜好看、好闻又美味，绝对会引得人食欲大振。

④餐前运动要适宜：如果饭前进行适当活动，体力消耗得当，就会引发食欲。但是，如果过度疲劳，体内的大量血液都在为身体其他部位提供能量，消化系统的血液供应减少，脾胃的消化功能就会减弱。一般说来，饭前的一小时不应该进行剧烈的运动，以免影响饮食。

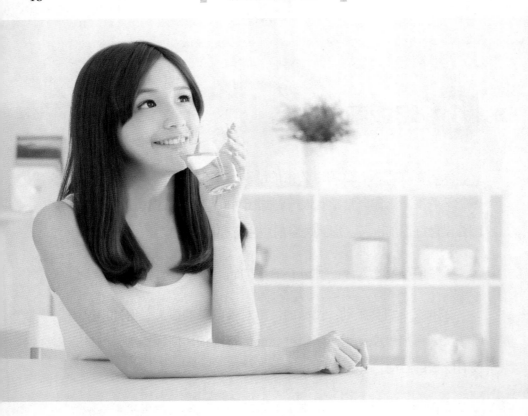

⑤餐前饮水要适量：在饭前少量饮水会促进胃酸分泌，增强人体消化能力；但大量饮水会导致胃液浓度下降，降低胃消化食物的能力；并且由于大量地饮水会使人产生饱胀感，影响食欲。所以俗话说的是"餐前一口汤"，这"一口"就是要适量的意思。

⑥餐前不要吃甜食：许多人爱吃甜食，甜食可以迅速地补充人体需要的能量，减轻人体饥饿的感觉，但同时也影响了食欲，使正餐摄入的食物变少。甜食中的糖类在人体中吸收和代谢都很快，所以吃甜食的特点是"饱得快，饿得也快"，这样势必会打乱正常的饮食规律。而且甜食会影响机体对蛋白质的吸收，所以在进餐前不要食用甜食。

9 注意用餐姿势

世界各地习惯的用餐姿势各不相同，研究表明不同的用餐姿势对健康的影响不一。在大众化的"用餐姿势"中，"站立式"最为科学，"坐式"其次，而在部分地区风行的"下蹲式"用餐最不科学。

蹲着吃饭时，腹部肌肉收缩或腹部受到腿部的挤压，均可人为引起腹内压增高，既影响胃肠道容纳食物的功能，又妨碍胃肠道的正常蠕动，因而使胃肠道不能正常消化和吸收食物；同时，由于下蹲造成下肢静脉的血液不能很好地回流至心脏，既影响全身血液的循环，又容易因下肢组织中的代谢物堆积而造成肌肉疲劳，下蹲时间过长，血管神经受压，就会引起下肢发麻、酸痛等，这些对身体健康均有害。

当然，人们吃饭时大都采用坐式，因为工作劳累之后，坐式倍感轻松。对于"坐式"进餐，正确姿势应该是平坐，挺直上身，使肌肉（特别是腹肌）得到放松，腰带松紧也要适中。这样就可避免因腹部受挤压使胃肠容纳性舒张受到影响，有利于消化道的正常活动。

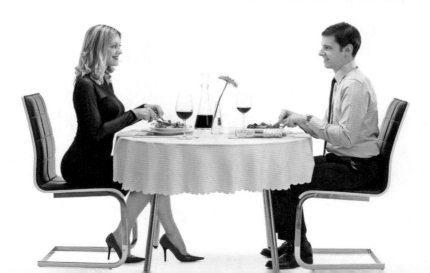

⑩ 先吃后吃有学问

前面探讨了那么多选择膳食的学问，大家或许没注意到，即使选择了一桌搭配合理、营养丰富的饮食，如果您把吃的顺序搞错了，也达不到良好的食养效果。

正确的进餐顺序应为：汤、青菜、饭、肉、半小时后水果。在各种食物中，水果的主要成分是果糖，无需通过胃来消化，而是直接进入小肠就被吸收；米饭、面食、肉食等淀粉及含蛋白质成分的食物，则需要在胃内停留两个小时甚至更长的时间。如果您饭后马上吃甜点或水果，最大的害处是会中断、阻碍体内的消化过程，消化慢的淀粉蛋白质会阻塞消化快的水果，所有食物都会堵在胃里。胃内食物容易腐烂，被细菌分解成酒精类的东西，并产生气体，可能导致肠胃疾病。饭后喝汤的最大问题在于会冲淡食物消化所需要的胃酸，吃饭时最忌一边吃饭、一边喝汤，或是以汤泡饭或是吃过饭再来一大碗汤。

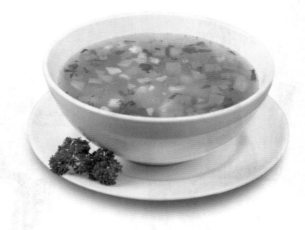

11 零食瓜果，吃多了也不好

生产力的发达和交通运输的便利，使现在的饮食生活丰富多彩。特别是正餐之外的零星小吃，如水果、干果、动植物加工食品等。这些食品，可以补充正餐对机体所需营养素供应不足。但是，这些食品也不可随意吃，否则对身体会有损害，如：

- 炒香的花生、瓜子、腰果等，多属温性，且含有较多油脂，多吃易生火、生痰，使人感到唇干口燥。

- 橘子，味酸性温而多汁，能止咳顺气，少吃可以生津止渴，如果一次吃太多，其温性就会凸显，使人口干、头晕。

- 菠萝食多了则舌麻，有人吃后还会引起过敏反应，出现唇肿身痒等症状。

- 荔枝多食可引起唇干、喉痛、声嘶、尿黄等内热症状，有的还出现乏力、嗜睡、心律不齐、血压下降。

- 葡萄吃得过多可引起内热、目眩和腹泻。

- 香蕉含钾盐较多，肾炎患者绝不可多吃。

- 柿子中含大量单宁酸，易与胃酸形成沉淀而成"胃结石"，故不可空腹多吃。

- 酸梅、李子、香蕉、枣子等很易助湿生痰、伤齿。

- 西瓜、猕猴桃、白香瓜则容易损伤脾阳，导致虚寒腹泻。

总之，这些东西吃起来气香味美，少吃有益健康，要适可而止，否则损害身体。

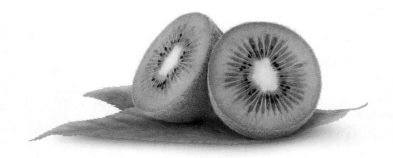

12 细数错误的进餐方法

总结了几条常见的不正确进餐方式，您可以自己对照一下，看看犯了几条：

①吃得太饱：吃得过饱，进食过量，超过胃肠道的消化能力，损伤胃肠功能。

②狼吞虎咽加牛饮：吃得太快，唾液不能充分与食物混合，嚼得粗糙，影响营养的消化与吸收，加重胃肠道负担。

③边吃边玩，吃饭工作两不误：吃饭时分神，一边吃饭，一边看书读报、高谈阔论、思考问题。于是消化器官获得的血液相对减少，消化酶的分泌减少，长此以往，食之无味，食欲缺乏。

④汤泡饭，好下咽：汤泡饭，容易咀嚼不充分就下咽，且汤水冲淡胃液，导致消化不良。

⑤方便饭方便吃：有些人为图省事，在街边小摊买了饭便在一边蹲着吃或者边走边吃。蹲着吃，由于腹部受到挤压，胃肠不易蠕动，食物在体内难以畅通，影响食物消化吸收。而边走边吃，消化器官获得的血液相对减少，影响消化吸收，而且，空气中的灰尘、微生物等有害气体会伴随着食物进入消化道而有损健康。

⑥吃烫饭：吃烫饭易使口腔、食管、胃黏膜烫伤和引起炎症。时间长了，还可能引起食管和胃的癌变。

⑦饭前大量喝水：这会冲淡胃液，影响消化。

⑧餐时发怒：吃饭时不良情绪的刺激可通过大脑皮质使消化腺体的正常分泌受到抑制，引起消化和吸收功能障碍。

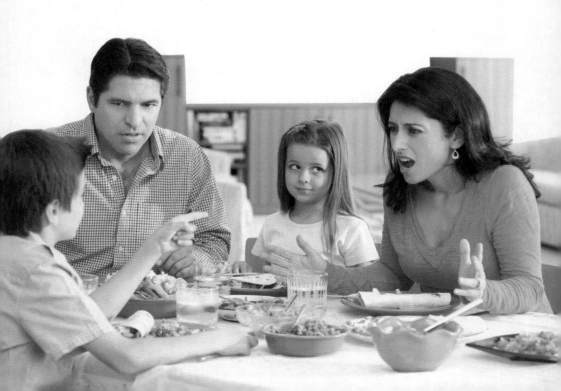

13 餐后应注意的六个问题

餐后不宜马上喝茶：在饭后喝茶会冲淡消化液致消化不良；茶叶中所含的化学成分与食物中的矿物质发生反应，可生成难溶解物质，使机体难以吸收必需的矿物质，且有产生胃结石的危险；另外，还有可能使食物中的一些有害物质溶于茶叶而被人体吸收。

餐后不宜立即看电视：饭后，人体的全部消化器官都需要血液供应，以完成消化食物的生理过程。如果这时看电视，大脑活动也需要血液供应，消化器官获得的血液就相对减少，从而有碍食物的消化。

餐后不宜马上吸烟：吸烟本来就有害健康，在饭后吸烟的危害会更大。因为饭后血液循环的速度会加快，此时吸烟，有害成分就会迅速随血液遍布全身，对大脑、心、肝的危害极大。

餐后不宜马上运动：饭后运动虽有助于消化，但是不能马上运动，因为食物在胃肠道需要一定的时间才能消化，饭后马上运动会影响消化系统的工作，不利于食物的消化吸收，还可因此产生大量的食物残渣，严重的话，甚至可以导致胃肠疾病和阑尾炎。

餐后不宜马上吃水果：饭后立刻吃水果会加重肠胃的负担，使腹部胀满疼痛，甚至引发胃肠疾病。

餐后不宜马上宽衣解带：刚吃完或者吃得过饱会出现一时的腹胀，如果在这个时候马上松腰带来缓解这种感觉，会导致腹内压的骤然下降，引发脏器下垂，出现胃下垂等疾病。餐后马上睡觉，血液的运行速度会降低，不利于食物的消化吸收，食物残渣过多地堆积在人体内会产生许多的有毒物质；饭后马上睡觉还会使吃进去的食物过多地转化为脂肪，蓄积下来而引起肥胖。

进餐后不宜马上洗澡：餐后就洗澡，热水会使皮肤血液的运行速度加快，使体内的血液向体表运行，消化系统供血减少，会影响机体对食物的消化。如果用冷水洗澡则危害更大，因为饭后身体的温度较高，这时用冷水洗澡会使热量聚积在体内引发疾病；由于冷水刺激，还可能引起应激性损伤。为此，餐后莫要立即沐浴，特别是不要在流通性不好的澡堂、密封较好的浴罩中洗澡，有心脑血管疾病的人饭后严禁沐浴。

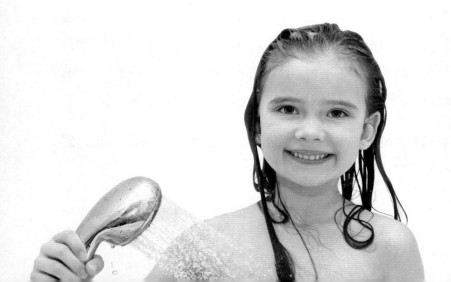

国医大师程莘农：

豁达生活，认真吃饭

回川名医

养生大家

马烈光教授命

程莘农敬颂

时年九二

程莘农，1921 年生于江苏淮阴（今淮安）。教授，博士研究生和师带徒导师，中国工程院资深院士。中国著名针灸学专家，国医大师，享受国务院政府特殊津贴。九十多岁的程院士，其养生之道，总结起来就"八个字"，即豁达生活、认真吃饭。生活上，一床一桌一电视、两椅两窗两字画、三面书墙三把针。

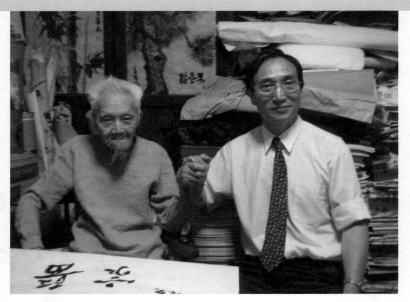

马烈光与程老

马烈光:

程老，您好！您是现今屈指可数的既是院士又是国医大师的中医界老前辈，可谓中医泰斗，是我辈中医人的楷模啊！您今年已经 93 岁高龄，一定有什么养生秘诀吧?

程莘农:

我的养生之道，总结起来就"八个字"，即豁达生活、认真吃饭。生活上，一床一桌一电视、两椅两窗两字画、三面书墙三把针，这就是全部了。

马烈光：

您的养生"八个字"还提到了饮食养生。用"认真"二字来总结吃饭，那么您日常饮食是如何"认真"的呢？

程莘农：

《素问·脏气法时论》曰："毒药攻邪，五谷为养，五果为助，五畜为益，五菜为充，气味合而服之，以补精益气。"所以，认真吃饭首先要食合五味。平常我没有特别嗜好或忌吃的食物，蔬菜、肉食，我都搭配食之，这正符合中医饮食调养中"合五味"的原则，即食不可偏，杂合而食。其次，食要清淡，多吃暖食。可能因为我是江浙人，所以平素口味清淡，每餐喜欢吃轻、清、甜、淡的食物，经常喝粥，很少吃油腻、油炸、过咸的食物，我感觉这对我的养生十分有益。尤其老年之后，口味愈发清淡，不喜欢肥甘厚味之品，日常以粗茶淡饭为主。另外，老年人吃饭一定要"暖"，不能吃冷食。暖食之"暖"，即热不灼唇、冷不冰齿。在日常饮食中，我从不吃生冷食物。因为"胃为阳土"，脾喜燥恶湿，故而不吃冷食就能减少寒湿对脾胃的侵犯。而常吃暖食更可温暖脾胃，增益其消化、吸收能力。

马烈光：

您这是在讲要认真选择饮食内容，那吃得"认真"还有其他涵义吗？

程莘农：

饮食习惯也要体现"认真"。首先要专心用餐。吃饭要专心、心平气和，贯彻古人强调的"食不言"，脾胃才能不受过怒、过喜、过思、过悲、过恐等负面情绪影响，而高效发挥其受纳腐熟、运化精微、化生气血的作用。其次要做到每餐七分饱。进餐时不能挑剔食物，但每类食物都适可而止，吃至七分饱即可，绝不多吃。如果一不小心吃多了，就按摩腹部，以促进运化。第三就是要根据季节来吃，如春季减酸增甘，以护养肝脾；夏天多食粥汤，以清热解暑，护养心脾；秋季多食酸味果蔬，以收敛肺气、养阴润肺；冬季食宜温热，减咸增苦，以养心肾。

中篇

食养之术
安身之本

　　　　药王孙思邈在《千金要方》中说："人体和平，惟须好将养……安身之本，必资于食……不知食宜者，不足以存生也。"

　　食物是安身的根本，不知道如何食养的人，不足以保全生命，说明了饮食养生的重要性。

　　　　高濂的《遵生八笺》更加明确指出："饮食活人之本……饮食以资气，生气以益精，生精以养气，气足以生神，神足以全身。"

　　前面，我们主要是以点带面地讲解了一些正确膳食的基本知识。下面，我们用较多的篇幅，向大家介绍针对非疾患人群因时因地制宜的一些具体食养方法。

① 春季食养如何吃

　　春季，指从立春起到立夏止的这一段时间。春天是万物生长、

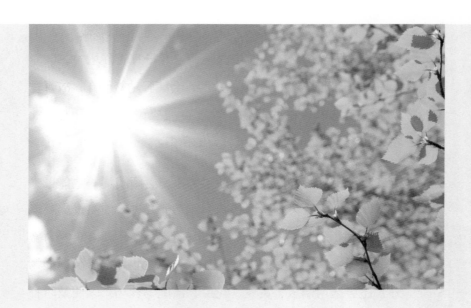

万象更新的季节，此时气候由寒转暖，阳气逐渐升发，所有生物推陈出新、生机盎然。"人与天地相应"，人体的生理功能与四季气候的变化密切相关，人们应该在此时顺应季节特点，调养生气，使机体与自然界统一起来。中医养生学强调原则如下：

- 春季养生的重点在于养生发之气，故**饮食上应多吃温散升阳食物**，如葱、蒜、韭菜等。

- 春气通于肝，**饮食上应多吃养肝润肝之品**如鸡、猪肝、猕猴桃等。

- 春季，人的肝气较为旺盛，肝气过旺，会影响到脾，容易出现脾胃虚弱的病症。所以中医强调"春日宜省酸增甘，以养脾气"，因为过多进食酸味的东西，会使肝功能偏亢，**故春季饮食，宜选辛、甘的食物**。饮食要清淡可口，不可太过油腻，因为油腻的食物会加重脾胃的负担。

- 早春时节，气温仍低，人体为了御寒，必须消耗一定能量来维持体温，寒冷可刺激甲状腺引起功能亢进，使热量消耗增加、体内蛋白质分解加速，进而导致人体耐力和抵抗力减弱。所以，**早春期间的膳食应以高热量为主**。除谷类食物外，还可选用糯米、黄豆、花生、核桃等食物，以便及时补充能量；鸡蛋、鱼、虾、牛肉、鸡、兔肉等食物，蛋白质、氨基酸含量较高，可以及时补充蛋白质的消耗。

- 春天气温逐渐变暖，细菌、病毒等微生物开始大量繁殖，活力增强，容易侵犯人体，导致疾病。在饮食方面，**要注意摄取足够的维生素和无机盐**。小白菜、油菜、番茄、柑、橘、柠檬等水果，都含有丰富的维生素 C，具有抗病毒作用；胡萝卜、苋菜则含有丰富维生素 A，有保护和增强上呼吸道黏膜及呼吸器官上皮细胞的功能，从而可增强对各种致病因素侵袭的抵抗能力；芝麻、卷心菜、花菜含有较多维生素 E，可以提高人体免疫功能。

- 春天应适当**多进食时令菜菌类（如黑木耳、银耳、蘑菇、香菇等）和豆芽、韭菜、笋尖、椿尖、蕨菜等，这些食物均有助于肝的生发功能。**黑木耳富含矿物质钙，而钙对人体肌肉、心、脑等细胞的功能起主导作用；银耳富含银耳多糖，能提高人体巨噬细胞的吞噬能力；蘑菇含有蘑菇多糖可抵抗铜绿假单胞菌的侵袭，这些食物都可以在春季适当多吃一些。

（1）省酸增甘，精挑细选

春季本是养肝的最佳时节，但有一些人，平素肝气较盛，最典型就是我们常说的**"肝经火旺"者，这类人群，在春天则不宜顺应阳气升达的气机来补养。**因为，这些人本来肝气盛，加上春天气的运动特点是上升，二者相加，肝气就会过于亢盛，进而抑制脾胃功能。脾胃为后天生长的根基，人体气血化生的源泉，脾胃之气健壮，人可延年益寿，如脾气受损，健康就难保。

　　唐代医家孙思邈说："春七十二日，省酸增甘，以养脾气。"明代高濂《遵生八笺》中也指出："当春之时，食味宜减酸益甘，以养脾气。"

意思是说：酸味入肝，春天食用酸性的食物容易助长肝火，少吃酸味食物以制肝木过旺，多吃点甘味的食品，以补益人体的脾胃之气，帮助抗御肝气侵犯的能力。

针对这一食养原则，我们在饮食上自然就要精挑细选：

首先，**对肝火旺，我们可以挑选一些具有清肝疏肝作用的食物**，如小白菜、油菜、胡萝卜、芹菜、菠菜、荠菜、马兰头、荸荠等。

其次，**甘味食物中，首推大枣、蜂蜜和山药**，其他还有：大米、小米、糯米、高粱、薏米、豇豆、扁豆、黄豆、甘蓝、菠菜、胡萝卜、芋头、红薯、土豆、南瓜、黑木耳、香菇、桂圆、栗子等，每人可根据自己的口味选择，最好多吃一些。

再者，虽然甘味可补脾，却有碍脾胃的运化功能，**运脾即是补脾，只要脾气运行正常，后天气血生化自然生生不息，所以可在煲汤时加入陈皮、砂仁等有理气运脾作用的中药。**

（2）春阳生发易乘脾，菜粥养中保健康

中医学认为，春气为少阳初升之气，内应肝胆，肝胆属木，脾胃为土，木克土。春阳生发，

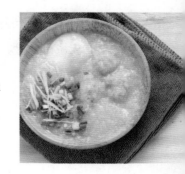

人的肝胆之气随之而盛，容易克伐脾胃，故饮食上应注意不要加重脾胃的负担，**应进食容易消化吸收的食物。粥是容易消化吸收的膳食类型，如果挑选合适的原料来做，则更能保健强身**，下面我们摘录数则春季粥谱供大家参考：

白菜粥

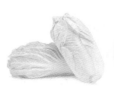

　　将白菜 100 克洗净切条，下热油锅煸炒，放入精盐、味精炒至入味，用碗盛起。再将粳米 60 克洗净，下锅加水适量，武火煮沸，文火煮至成粥，然后倒入炒好的白菜，搅匀煮沸即成。

　　此粥清香醒脾，助脾胃运化，服用可帮助消化，保持大便通畅，预防春季易患的痤疮、皮肤疖肿等病症。

胡萝卜粥

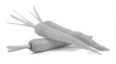

　　将 200 克胡萝卜刮去表皮，洗净，切成小丁，再将 100 克粳米淘洗干净，下锅中加入适量水，煮沸后加入胡萝卜丁，改文火煮成粥。

　　此粥健脾胃而益肝阴，顺应春季人体脏腑的气机，以通为补，适合于各类体质。

枸杞粥

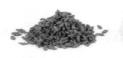

将粳米 100 克洗净，放锅中加适量水，大火烧沸，放入去杂质洗净的枸杞子和冰糖，再次烧沸，改为小火煮成粥。

此粥以枸杞入粥，直补肝阴；以冰糖、粳米的甘味补益脾气。适宜平素阴精不足、精力较弱，形体较瘦的人服用，对须发早白者更为适宜，是很好的抗衰老食物。

山药粥

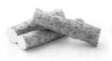

将山药 500 克轧细过筛，放入盆内，加少许凉水，调成糊状，锅中放入适量水烧沸，边搅边下山药糊，烧到熟，加白糖调味即可。

此粥有补益脾肾精气、润养血脉功能，能提高人体抗病能力，健康益寿。

荠菜粥

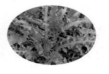

将粳米 100 克洗净，放入锅内加水煮沸，再将洗净的 100 克荠菜切碎，放入煮沸的粳米锅内，同煮为粥。

此粥味道甘美、健胃消食，有助于增强人体免疫功能，还能防治麻疹等春季常见病。

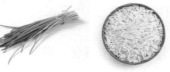

韭菜粥

　　将100克粳米洗净，放入锅内加水煮沸。再将洗净的50克韭菜切碎，放入煮沸的粳米锅内，同煮为粥。

　　此粥助阳，促进肝气升发，但应注意，阴虚火旺者不宜食。

芹菜粥

　　将芹菜根洗净，每次用150克，加水熬煮，取汁与洗净的粳米150克，同煮成粥。

　　此粥补血，能补充妇女月经的损失，食之能润泽皮肤，荣华面色；具有平肝清热，祛风利湿的功效，对于肝经气盛而脾胃多湿，有平时易怒、常感到口苦口腻、舌红苔黄、大便干稀不调而解便不畅的人，极为适宜。但阴偏胜体质的人则宜服韭菜粥，而不适合服用本品。

（3）冬春吃葱人轻松

　　俗话说："常吃葱，人轻松"，我们将之改进了一下，"冬春吃葱人轻松"。冬春，指的是刚立春之后的一段时间，**此时虽然已经立春，但由于冬天的阴寒之气还没有散去，春季自然界的阳热之气就不能顺畅地升发。人与天地相通应，此时人的阳气也处于欲升却难升的状态。而葱辛温发表通阳，此时食用，能帮助阳气升发，因此**

我们说"冬春吃葱人轻松"。

其实，**冬末春初，这个时期的葱是一年中营养最丰富，也是最嫩、最香、最好吃的时候。**葱中含有多种营养物质，主要含有蛋白质、糖类、胡萝卜素、维生素 B_2、维生素 C 以及矿物质钙、镁、铁等，营养丰富。人们食用大葱或用香葱作调料，不但可增加营养，而且能促进食欲。冬春之交，细菌病毒滋生活跃，稍不注意就会发生细菌性中毒或感染性疾病，感冒发生率高，有些肠胃病如胃病、慢性腹泻以及关节痛，也会变得严重起来。葱自身所带的辛辣气味，来自于一种挥发油，有杀灭葡萄球菌、链球菌、痢疾杆菌、结核菌等多种细菌的作用，特别对痢疾杆菌及皮肤真菌的作用更为明显，被称为葱蒜杀菌素。**此时适当多吃些葱，能预防季节性多发病、流行病或改善病情。**研究发现，经常吃葱的人，发生高血脂、高血糖、高血压的概率均低。研究还表明，葱有增强纤维蛋白原溶解的作用。因此，它还能减少和避免心脑血管血栓的形成。

（4）初春的养生佳蔬首推韭菜

韭菜，虽然四季常青，终年可供人食用，但以春季吃韭菜最为养人。**春季，阳气以生发为顺，但初春气候冷暖不一，此时需要保护温养阳气以促其升发，因此应多吃一些温性食品。韭菜是养阳的佳品，**且此时的韭菜品质恰好最佳，叶似翡翠，根如白玉，脆嫩鲜

美，清香馥郁。 南齐周颙就指出"春初早韭，秋末晚菘"，这"韭"自然就是韭菜了。可以说初春的养生佳蔬首推韭菜。

韭菜古称"起阳草"，性味辛温，有温补肾阳、固精止遗、行气活血、温中开胃的功效。李时珍称赞韭菜"乃菜中最有益者"。春季养生重在养肝生阳，此时多吃韭菜可以温补阳气、调畅肝气、增强脾胃的消化吸收功能。

韭菜还有另外一个俗称叫"洗肠草"，春季是各种病菌开始大量繁殖活跃之时，细菌对人体的影响也不能忽略。此时吃韭菜，既能很好地帮助粪便的形成，提高肠胃的自净能力，还能杀灭一些细菌。这是因为韭菜中含有的形成韭菜独特辛香味的硫化物，有较强的杀菌消炎作用，并有助于人体提高自身免疫力；韭菜中又含有较多的纤维素，每 100 克韭菜含 1.5 克纤维素，其中有较多粗纤维，进食时能锻炼咀嚼肌，进入胃肠道后能增进胃肠消化功能，促进胃肠蠕动，促进排便，增加粪便量，改变肠道菌群，稀释粪便中的致癌物质，并减少致癌物质与肠黏膜的接触，使肠胃清洁。

韭菜中的硫化物还能帮助人体吸收维生素 B_1 及维生素 A，因此推荐搭配如下：

- 韭菜若与维生素 B_1 含量丰富的猪肉类食品互相搭配，是比较营养的吃法。

- 猪肝与韭菜的味道比较一致，韭菜又能很好地压制、消除猪肝的腥味，所以韭菜炒猪肝就是一道好吃又营养的理想菜肴。

- 韭菜配猪血食用也是很好的吃法，由于猪血含铁丰富，有机铁易为人体吸收，两者配合食用，补血效果很好。

- 韭菜、枸杞炒大虾，有协同增强肝肾功能的作用。

不过，**硫化物遇热易于挥发，放置久后也容易变质，因此，韭菜要吃新鲜的，隔夜的韭菜不宜吃。烹调韭菜应急火快炒起锅，烹炒得过火，便会失去韭菜风味。**

韭菜虽然对人体有很多好处，但也不是多多益善。

> 《本草纲目》就曾记载："韭菜多食则神昏目暗，酒后尤忌。"

阴虚内热、身有疮疡、平素脾胃积热、性功能亢进者不宜食用。韭菜的粗纤维较多，不易消化吸收，所以一次不能吃太多韭菜，否则大量粗纤维刺激肠壁，往往引起腹泻，**最好控制在一顿100~200克，不能超过400克。**

（5）春日吃大蒜，防病又保健

大蒜是日常生活中常见的食物，但是，由于具有强烈的刺激味，人们一般将其作为调味品食用，大蒜的营养与保健价值却常常被我们忽略。

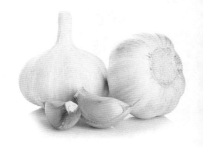

大蒜的防病作用流传久远，传说明末一将军率兵进攻一个城池，当时该地正流行瘟疫，部队面临不战而死、全军覆没的危险，危难之中将军命令商人紧急调入大蒜，让士兵每天食用，结果该部队无人染疫，取得了战斗的胜利。

春季是流行病、传染病的高发季节。"春温"最为常见，是由于春天的"温邪"引发的一类热性疾患，与现代医学中的流行性感冒、流行性脑脊髓膜炎、霍乱、伤寒等诸多发热性传染病有相似之处。

大蒜性味辛温，归脾、胃、肺经，具有解毒、消肿、散寒、化湿、杀虫功效。《本草纲目》说："其气熏烈，能通五脏、达诸窍、去寒湿、辟邪恶、消肿痛、化癥积肉食。"现代研究表明：大蒜含有丰富的挥发油，对多种细菌、原虫、微生物等都有抑制和杀死作用，大蒜对葡萄球菌、肺炎链球菌、白喉、副伤寒、结核杆菌等多种致病细菌都有杀灭作用，对青霉素、链霉素等多种抗生素耐药的细菌，对大蒜仍敏感，其中以大肠杆菌、痢疾杆菌尤为明显，甚至大蒜对流感病毒、疱疹病毒等也有杀灭作用。因此生吃大蒜可以预防流感、细菌性肠炎等多种春季好发疾病。此外，大蒜素还具有刺激胃液分泌，维护消化系统，扩张血管，降低血液中的胆固醇的水平，防治动脉硬化，抑制肿瘤细胞的生长，防治癌症的重要作用。目前，大蒜已是被公认的抗癌食品。

现代药理研究已证实大蒜具中医"扶正"效果，也就是能使人正气足、免疫力强。实验证明大蒜油可以增加体内中性粒细胞、巨噬细胞、淋巴细胞数量，提高免疫功能，使胸腺、脾脏等免疫器官重量增加。超氧化物歧化酶是大蒜中含量丰富的具有特殊生物活性的物质，此酶具有较强的抗衰老、美容养颜的作用。大蒜中含有锗、硒、锌等微量元素，尤以锗的含量极为丰富。大蒜所含的这些微量元素可增加物质代谢、能量转换和促进血液循环，改善人体体质。新近研究表明，大蒜还具有一定的补脑作用，其原因是大蒜可能增强维生素 B_1 的作用，而维生素 B_1 是参与葡萄糖转化为脑能量过程的重要辅助物质。

由于大蒜气味辛香，香味物质容易挥发，因此，食用大蒜不宜高温煎煮过久，以免挥发油流失。把大蒜当调料在油中高温煸炒，其有效成分很多会丧失。吃生蒜怕辣，可将生蒜捣成蒜泥，加少许食醋、盐、味精、香油，以清水调成稀糊，拌面条、拌茄泥、拌凉菜均可。为避免吃蒜后口腔气味，可嚼些茶叶，蒜味便可很快消失。

尽管春吃大蒜对身体颇有裨益，但生吃过多也不利于健康。大蒜味辛性温，**如有"胃热"或"阴虚燥热"者少用**，有些人素来舌

红、容易起口疮、口干舌燥等，则不宜吃大蒜。过多生食大蒜会使胃阴受损，甚至因为辛热刺激损伤胃壁，使人感到胃部灼热感、胃痛、呕吐，引起急性胃炎，时间长了还会引起维生素 B_2 缺乏症，形成口角炎、舌炎等皮肤病。生食大蒜还必须注意以下几点：

①不可空腹生食或食后喝过热的汤、茶。

②应隔日少食，每次以 2 至 3 瓣为限，肝、肾、膀胱有疾者在治疗期间应避免吃蒜。

③心脏病和习惯性便秘者应注意少食，不可与蜂蜜同食。

（6）春笋美食，但要小心

我国以笋入馔，已有三千多年历史。在《诗经》里就有"其蔌维何，维笋及蒲"的诗句。宋代的释赞宁还编著了一部《笋谱》，总结了历代流传的采笋、煮笋的经验。

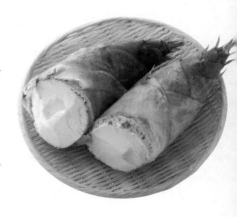

立春之后，气温渐暖，春笋旺发，因其肉质鲜嫩，洁白如玉，清香纯正，营养丰富，在宴席上配肉类烹炒，常作为山珍佳肴，故在我国民间有"素食第一品"的美誉。春笋味清淡而鲜嫩，营养丰富，含有充足的水分、植物蛋白、脂肪、糖类、大量的胡萝卜素和维生素 B、维生素 C、维生素 E 以及钙、磷、铁等人体必需的营养

成分和微量元素。春笋以它独特的鲜美爽口，博得了古今名人的一致赞美。唐代白居易形容竹笋"紫箨坼故锦，素肌擘新玉"，劝人"且食勿踟蹰"。苏东坡当年刚到苏州就吟唱："长江绕郭知鱼美，好竹连山觉笋香。"后人补充说："无竹令人俗，无肉使人瘦。若要不俗也不瘦，餐餐笋煮肉。"清代戏剧家李渔把竹笋提到"蔬食第一品"的高度。清代大画家吴昌硕在所绘《竹笋图》上题诗赞道："客中虽有八珍尝，哪及山家野笋香。"我国台湾哲学教授张起钧在《烹调原理》一书中把竹笋列为中国菜肴原料中的"四大金刚"之一，这"四大金刚"就是猪肉、鸡汤、竹笋、豆腐，认为没有任何美味可以超过这 4 种。

春笋虽是美味，但是我们要提醒大家，吃春笋要小心。中医认为，春笋味甘性寒，滑利九窍、通血脉而耗气，动宿疾。因此，以下情况食笋需谨慎：

- 脾虚肠滑泄泻、年老体弱、消化不良者不宜食。

- 本身有慢性疾病的人气多虚，食笋则更耗气，导致气虚状况加重，容易诱发疾病加重。临床上也发现，吃笋后容易引起咳嗽，导致咯血、哮喘的复发。

- 现代研究表明，竹笋含有难溶性草酸钙，吃多了容易罹患尿道、肾、胆结石。

- 笋还含有较多的粗纤维素，对于胃肠疾病患者及肝硬化等患者可能是致病因素，容易造成胃出血、肝病加重等。

- 笋还可诱发加重过敏，食用过多易诱发哮喘、过敏性鼻炎、皮炎等疾病，春季本来就容易过敏，对于食物过敏的人来说，更是要慎之又慎。

笋中的大量纤维素较难消化，不宜多吃，每餐最好不要超过半根，老人吃笋一定要细嚼慢咽。为防止出现过敏，吃笋应先少量品尝，如有反应，马上停止；如没有反应，可适当再吃。若用笋片、笋丁炒菜，要先用开水把笋烫 5～10 分钟，然后再配其他食物炒食，这样不仅高温能分解大部分草酸减少弊端，而且又能使菜肴无涩感，味道更鲜美。笋尽量不要和海鱼同吃，不然容易引发皮肤病。

（7）春食野菜有学问

春天来了，草木萌发，百花争妍，山坡上、树林里、溪河边、田坎下，随处可以看到鲜嫩的野菜。在饥寒交迫的年代，野菜是人们填饱肚皮的救命食物；现在，人们生活水平提高，追求过精过细的食物成为人们的时髦生活之后，野菜又因其味道鲜美、有特殊的营养，具有一定的医疗保健作用，同时又极少被污染，有利于改善食物的结构，而备受人们青睐。

从营养素分析，大部分野菜中均含有丰富的胡萝卜素，维生素 B_1、维生素 B_2、维生素 C 及其他维生素，其含量多高于栽培蔬菜。

野菜中还含有各种矿物质，其中特别有益的有钙、磷、镁、钾、钠等常量元素以及铁、锌、铜、锰等微量元素，这些元素在野菜中的分布比例基本一致，含量由多到少的分布趋势恰恰符合人体需要量的分配。因此，**采食野菜，不会产生某种元素的过量，得以弥补家常蔬菜中得不到的维生素和矿物质元素。同时，野菜又是提供膳食纤维的很好来源。**研究已证明，野菜纤维对于预防直肠癌、糖尿病、冠心病、胆结石、痔疮等疾病很有好处。因野菜的氨基酸成分比较平衡，与主食搭配食用，可使膳食中蛋白质的营养利用率提高。

春天是吃野菜的时令季节，但在工业废水流经的草地、公路两边生长的野菜，因遭受废水、汽车尾气等污染，导致其中汞、铅等重金属含量及其他有害物质含量高，服食不慎或服食过多，很容易造成食物中毒。公园里的野菜虽然看上去绿油油的，但实际上，每到春天公园会喷洒药物预防病虫害，使生长在其中的野菜受到污染。有些野菜含有剧毒，错食后，会感到胸闷、腹胀、呕吐，甚至危及生命。多数野菜性寒，多吃会损伤脾胃，出现胃痛、恶心等症状。

因此，春吃野菜需要注意的问题是很多的：

①**要合理采摘：**采摘野菜不可随意，如前所述的地方是不宜采摘野菜的，最好到开阔的郊外，远离垃圾堆、污水沟、大路两旁。对于不认识、不清楚、不明来路的野菜不要食用，以免误服有毒野菜。

②**烹饪之前要浸泡：**野菜食用前一定要放在清水里浸泡 2 个小时以上，并且最好再用热水焯一下，尽可能地去掉某些野菜中潜在的毒素。

③**适合的进食方法各异：**不同的野菜有不同的烹饪食用方法，做不好是难以下咽的。常见食用方法推荐如下：

- 苣荬菜蘸酱油生吃，苦中生香，适口味足。

- 有"三月灵丹"之称的荠菜，最妙是将其剁碎调以肉馅，包水饺、蒸包子、烙馅饼，样样可口，味美而清香。

- 马齿苋、海乳草、水芹菜和马兰头等，宜于水焯后凉拌吃，这样可去掉苦涩味。

- 黄花菜、香椿、蕨菜等可晒成干菜或盐腌，随吃随用，十分方便。

- 另一些如龙牙草、苦凉菜和蒌蒿等，可煮浸去汁后炒食。

- 扁竹草、鸭跖草等，可掺和玉米面蒸食，味道清香，令人回味。

- 树上的野菜不宜炒着吃，如榆树钱等，最好蒸吃。

④**一次不可过量：**由于很多野菜的营养成分还没有明确，烹调方法也不一定完全适当，导致某些人食用野菜后会产生一些不舒服

的感觉。多数野菜性寒味苦，能败火，但多吃会伤及脾胃，引发胃痛、恶心、呕吐等。因此，**不管是什么野菜，尝尝新鲜即可，不要长期和大量食用。在餐桌上，野菜只能作为辅助菜，而不能替代其他青菜。**如果吃野菜后出现周身发痒、水肿、皮疹或皮下出血等症状，应立即停止食用，马上到医院诊治，以免拖延，引起肝、肾功能的损害。

⑤**野菜不可久置：**野菜采摘之后应尽快选用合理的方法食用，不要隔夜存放，或放置时间过久，否则可能有毒素产生，并且大量的营养素有可能被破坏。

另外，有些野菜与药物之间存在一定的禁忌，常服止痛药、磺胺类药或易过敏者，吃时应该慎重。

（8）常见可食用的野菜介绍

马齿苋

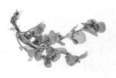

含有多种维生素、蛋白质、粗纤维及钙、铁、磷等。

中医认为，马齿苋性偏寒，有清热、解毒、消肿、凉血、降压、利尿等功效，可以治疗尿道炎、尿血、痢疾、黄疸型肝炎及妇科病。

民间常用来做汤、做粥或凉拌。注意，马齿苋对子宫有明显的兴奋作用，所以孕妇要少食。

马兰头

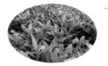

　　属菊科多年生草本植物，因摘其嫩茎叶头作为蔬菜，故有此名。富含维生素和无机盐，超过营养丰富的菠菜，维生素 A 的含量超过番茄，维生素 C 含量超过柑橘类水果。

　　中医认为，马兰头性凉味辛，无毒，具有清热解毒、凉血止血、利尿消肿的功效。春食马兰头，对高血压、咽喉炎、急性肝炎、扁桃体炎等疾病都较好的防治作用。

蕨菜

　　其营养价值是一般栽培蔬菜的几倍甚至十几倍，享有"山菜之王"的美誉。

　　中医认为，蕨菜味甘性寒，入药有解毒、清热、润肠、降气、化痰等功效。经常食用可防治高血压、头晕失眠、子宫出血、慢性关节炎等症，对春季流感也有防治作用。

地木耳

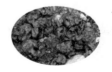

　　民间称为"地衣"，其所含胶质可吸附人体消化道残留的灰尘、杂质，有清胃、涤肠作用。

　　中医认为，地木耳性味平和，有滋补、益气功效，可常作汤菜食用。

鱼腥草

　　鱼腥草味苦性微寒，入肺经，具有清热解毒、消痈排脓、利尿通淋的功效。内服可治肺热咳嗽、咯吐脓血痰等症。

　　最普遍的吃法是用来凉拌，也可用来炖汤。春季取鱼腥草根煎水，可止咳嗽，还可抑制癌细胞。

（9）注意有毒野菜

毒芹菜

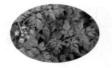

　　又名野芹菜、白头翁、毒人参。生长在潮湿地方。叶像芹菜叶，夏天开花，有恶臭。全株有毒，花的毒性最大，吃后恶心、呕吐、手脚发冷、四肢麻痹，严重的可造成死亡。

苍耳子

　　又名耳棵。生长在田间、路旁和洼地。三四月长出小苗，幼苗像黄豆芽，向阳的地方又像向日葵苗；成年后粗大，叶像心脏形，周围有锯齿，秋后结带硬刺的种子。全株有毒，幼芽及种子的毒性最大。

野生地

又名猪妈妈、老头喝酒。春天开紫红色花，有的带黄色，花的形状像唇形的芝麻花。根黄色，叶上有毛，有苦味。吃后会导致吐泻、头晕和昏迷。

狼毒草

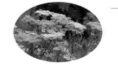

又名叫断肠草。根浅黄色，有甜味。叶片呈线形，花黄色或白色，也有紫红色。全株有毒，根部的毒性最大。吃后呕吐、烧心、腹痛不止，严重的可造成死亡。

野胡萝卜

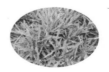

又名叫蛇床子、老公银。根在幼苗时为灰色，长大后成浅黄色，像胡萝卜，叶柄黄色。幼苗发红，无臭味，而长成后的臭味很大，叶和根都有剧毒。吃后会造成死亡。

曲菜娘子

冬季根不死，春天出芽，长出小苗。叶狭长较厚而硬，边有锯齿，大部分叶子贴着地面生长，秋后抽茎。籽很小，上有白毛。幼苗容易和曲菜苗相混，但曲菜叶较宽而软，锯齿也不明显。吃了曲菜娘子脸部会变肿。

国医大师朱良春：颐养天年贵在勤

养生保健
益寿延年
国泰民富
五洲齐欢
良春先生嘱志
九九叟朱良春题
乙未春月

朱良春，1917 年生，江苏镇江市人，首届国医大师。曾任南通市中医院院长、农工民主党南通市委会主委、政协南通市委会副主席、南通市人大常委等职。现任南京中医药大学兼职教授、中国中医药学会风湿病专业委员会顾问等职。

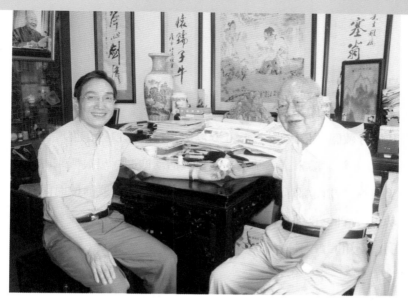

马烈光与朱老

朱老不仅是国医大师，也是养生大师，今年虽年届98岁，但身体健康，思维敏捷，每周仍能坚持门诊，还经常为病人讲解养生之道。本刊主编马烈光在江苏开会期间，有幸拜谒了朱老，并与这位医界寿星，养生达人畅论颐养天年之法。

马烈光：

朱老，您既是国医大师，又是"长寿仙翁"，真是中医的表率，我十分敬佩啊！我听说您 80 岁以前，每天骑自行车上班，坚持了近 30 年。后来，不骑了，就每天活动四肢，早晨醒来时，双手搓热，在面部耳后擦擦；晚上利用观看新闻联播的时间，活动 10 分钟，直到身体微微发汗。看来，您肯定有不少养生秘诀啊，不知能否为读者一弘大道？

朱良春：

其实，真正的养生法则必然是平淡的、朴实的，但又是需要坚持的。养生没有捷径，健康也不可能一朝一夕获得，全靠自己身体力行、持之以恒。所以，养生很简单，贵在一个"勤"字，维护健康没有秘诀，就是精神愉快、适量运动、勤于动脑、作息规律、饮食平衡这 5 条，这 5 条说来都是老生常谈，但真正能持之以恒，勤用不辍的很少。

马烈光：

朱老，坊间流传您有一碗喝了 70 年的"养生粥"，这是真的吗？

朱良春：

是啊，确实有一款药膳粥，我一直喝到现在。说起来，还有一段故事。我记得在上世纪 30 年代末，我随老师章次公先生在上海行医，当时霍乱横行，两人日夜操劳，渐觉体力不支，人也逐渐消瘦。我母亲知道后，**把绿豆、薏仁、扁豆、莲子、大枣洗干净，用黄芪浸泡过的水大火煮开，换小火煮 40 分钟，再放入枸杞煮 10 分钟**，煮出来的粥不仅味美，而且能抗疲劳、强体力。这个方子，名叫"黄芪饮"。我记得当时吃了几个月后，精神就开始好转，不再感觉疲劳，于是这个习惯就保持下来。到现在我还坚持每天喝上一碗。现代人的养生误区在于对疾病的过度恐惧，有病就补，没病更补，加上现在营养保健品良莠不齐，其效果往往还不如坚持喝这一碗粥。

2 夏季食养如何吃

夏季是指立夏至立秋之前，包括立夏、小满、芒种、夏至、小暑、大暑 6 个气节。

> 《素问·四气调神大论》说："夏三月，此谓蕃秀，天地气交，万物华实。"

夏季是一年中阳气最盛的季节，天气下降，地热蒸腾，气候炎热，雨水充沛，自然界的生物竞相生长。**夏季重在"长"字。养生保健顺应夏季阳气盛于外的特点，注意不要扼杀阳气。**其食养要点主要有以下几方面：

①**清热解暑：**夏季天气炎热，酷暑难耐，有的人，尤其是素体较虚的人会因中暑而突然晕倒，身热烦躁，恶心呕吐，大汗（或无汗），面色苍白，四肢抽搐，牙关紧闭，或昏迷不醒。预防暑热的方法除防止在烈日下暴晒、注意劳逸结合、保证睡眠外，**应适量饮用清热解暑之品，如绿豆汤、绿茶、酸梅汤，或甘凉多汁的水果和蔬菜，如西瓜、西红柿等，它们既可清热解暑、又可生津止渴。**

②**饮食清淡：**这时饮食以甘寒、清淡、少油为宜，应减少食量、少吃油腻，以减轻脾胃负担。夏季气候炎热，人的消化功能较

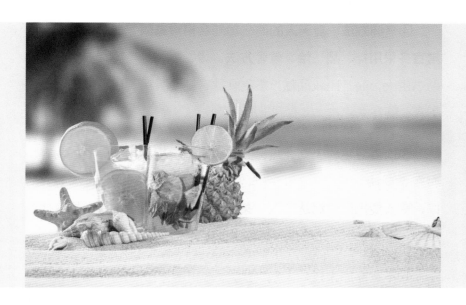

弱。此时若对饮食不加选择，照常吃一些大鱼大肉不易消化的食物，容易引起食欲缺乏、食后腹胀等症状。**因此夏季要饮食清淡，不宜肥甘厚味。要减少肉食品的数量，多吃蔬菜、水果，以减轻胃肠道的负担。**总之，夏令菜肴以素为贵。夏日来临，骄阳似火，热气蒸人，出汗较多，很容易伤津耗气。**饮食调养宜选用品质新鲜，性味平和、容易消化、补而不腻的食品，如莲藕、胡萝卜、苹果、牛奶、豆浆、山药、小米等食物，它们都有较好的健脾养胃、补气生津作用。**

③**长夏化湿：**长夏（七八月份）之际正是雨水较多，暑热夹湿，脾胃受困，人常常显得精神萎靡，食欲缺乏，胸闷腹胀，困倦乏力，大便稀溏，舌苔厚腻。**饮食应多选用健脾利湿消暑的食物：如绿豆、薏苡仁、扁豆、冬瓜、黄瓜等，也可多喝一些绿茶。**

④烹调方法：**夏天人的消化功能会相对减弱，在烹调上，夏季常宜多采用拌、蒸、烩、煮等方法。**烤、煎、炸等加工方法，容易助热生火，而且比较油腻，影响食欲，则要少用。还可以多吃一些粥食，既补充营养，又有利于消化吸收。

⑤饮食卫生：天气炎热，致使病原微生物极易繁殖，食物容易腐败、变质，胃肠道疾病多有发生，如恶心、呕吐、腹泻等。所以，**夏天要把好"病从口入"关，注意饮食卫生，不吃腐烂变质的食物，不喝生水。生吃瓜果蔬菜，一定要洗净。**

⑥不宜寒凉太过：天气炎热，人们出汗较多，喜吃清凉饮料。**注意不要过食冷饮（如汽水、冰棍、冰激凌等）、冷食，或一次大量地进食生冷的蔬菜瓜果。**特别是老年体虚、久病初愈或脾胃虚寒者，以及婴幼儿，更应少吃或不吃，以免伤及脾胃的阳气，导致食欲减退、消化不良，严重者可出现腹痛、腹泻等症状，所以寒凉太过有害无益。

冷饮虽为消暑佳品，但食用应当有度，切不可贪图一时痛快而暴饮暴食。中医认为过食寒凉之品，会损伤脾胃，可能出现消化减弱、胃痛、呕吐、腹泻等症状。平素有胃肠道疾病（如慢性胃炎，胃、十二指肠溃疡，慢性肠炎，结肠炎等）的人尤应注意。夏天出汗较多，经常感到口渴，冷饮是不可缺少的饮料，可以帮助散发体内大量热量，补充津液，起到清热解暑的作用。**我国人民有饮用药、食调配成的冷饮品的传统习惯。如凉茶，用菊花、金银花、山**

中篇

楂片、陈皮、玄参等配制成，饮后能防暑解渴、清火明目。还有绿豆汤、黄瓜汁、赤豆汤、酸梅汤、西红柿汁等也有解渴防暑的作用。

（1）夏季适宜食物

丝瓜

有清热、凉血、祛暑的作用。《陆川本草》说它能"生津止渴，解暑除烦"。民间百姓也习惯于炎夏季节多吃丝瓜，或烧汤，或炒食。

生姜

为常用调味佐料。性温热，味辛辣，易发散。元代名医李杲指出："盖夏月火旺，宜汗散之，故食姜不禁。"尤其是现代化生活，夏天多冷饮空调，极易感受寒邪，常吃些生姜非常有好处。

鲜藕

据《本草汇言》说："藕，凉血散血，清热解暑之药也。"炎热的夏天，食用鲜藕，有清热、凉血、生津、止渴、解暑、除烦的功用。民间也常用鲜藕250克，洗净切片，加糖适量，煎汤当凉茶饮，借以防暑。

黄瓜

　　具有清热解暑、生津止渴的功用。小黄瓜生食或凉拌，是夏日应时佳蔬，老黄瓜煨汤，又是炎夏消暑解渴的天然保健饮料。

甜瓜

　　又称香瓜，性寒，味甘，有消暑热、解烦渴、利小便的效果。《随息居饮食谱》中亦说它能"涤热，利便，除烦，解渴，疗饥，亦治暑痢"，夏季烦热口干时吃甜瓜最适合。

番茄

　　番茄含丰富的维生素，其中以维生素C最多，还含有不少钙、磷、钾、钠等元素，它既是蔬菜，又具有水果的特征，故又有"菜中之果"的美誉。炎热夏天，吃白糖拌西红柿，不仅能生津止渴、健胃消食，还能增强人体免疫力。民间还用番茄预防夏日中暑，习惯将番茄洗净切片，煎汤代茶当作饮料。

白扁豆

尤其是长夏之时，暑湿吐泻，食少久泄，脾虚呕吐者，最适合食用。《品汇精要》说它"消暑和中"。明·李时珍认为扁豆能"止泄痢，消暑暖脾胃，除湿热，止消渴"。《会约医镜》中还指出："生用清暑养胃，炒用健脾止泻。"中国药科大学叶橘泉教授曾介绍："中暑发热，烦躁口渴，小便不利。或夏季急性肠胃炎，上吐下泻时，选用白扁豆 30～60 克，煮汁分 2～3 次饮服。"健康人常用白扁豆煮粥服食，对身体健康很有好处。

绿豆

《本草汇言》中说绿豆能"清暑热，静烦热，润燥热，解毒热"。明代养生学家高濂《遵生八笺》中介绍："解暑：绿豆淘净，下锅加水，大火一滚，取汤停冷色碧食之。如多滚则色浊，不堪食矣。"就是我们常喝的绿豆汤的做法，不过其中强调了不能煮得时间过长，这是高濂的经验之谈。民间常于炎夏之季，用绿豆煮成稀粥食用，也颇有益处。

苦瓜

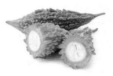

性寒，味苦，有清火消暑，明目解热的作用。适宜夏季烦热、口渴多饮，甚至中暑发热时食用。《滇南本草》中就有"苦瓜泻六经实火，清暑，益气，止渴"的记载。民间都把苦瓜当作夏季合时的蔬食，烹调时把苦瓜纵切开来，去瓤后，用盐水稍腌片刻，即除掉一半苦味，再将苦瓜切片，可炒可拌，也可用来煮鱼、肉，不仅不苦，反而更鲜美。民间还有用苦瓜煮汤作凉茶饮用，更具有消暑、祛热、止渴的效果。

冬瓜

是夏季很受欢迎的瓜类，民间常用冬瓜煨汤，是上好的消暑妙品；鲜冬瓜绞汁或捣汁饮用，更可消暑解热；夏天用以配合肉类、冬菇煨汤，特别受小朋友的喜爱，更有消除暑热烦闷的功效。古代医家也多用之，如《随息居饮食谱》说："冬瓜清热，养胃生津，消暑湿。"

节瓜

栽培于广东一带，味道清淡。节瓜不仅解暑，还有利尿作用。民间习惯在夏日用节瓜煨汤，不但能保持小便通畅，帮助消除疲劳，还能消除暑热，保持身体健康。

地瓜

又称凉瓜，生熟均可食用。生吃味
甜，可以当作夏令水果，炒食可当菜。
《陆川本草》中记载："地瓜甘凉，生津止渴，治热病口
渴。"中国药科大学叶橘泉教授还曾介绍："伤暑烦热口
渴：地瓜去皮生吃，有清暑解渴功效。"

菜瓜

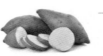

又名越瓜、生瓜，果肉白色或淡绿
色。性寒，味甘，质脆多汁，炎夏季节
烦热口渴时，生吃最好。它有清热、除烦、解渴、利尿作
用。《食物中药与便方》中说："中暑烦渴，用生瓜捣绞
汁，多量饮服，能解暑热。"尤其是在夏天酒醉后烦闷口
渴时，更适合食用，因为菜瓜不仅能祛暑，又兼能醒酒。

苋菜

是夏天的理想蔬菜，天气酷热，往往
会令人心烦气躁，用苋菜煮汤佐膳，有解暑清热的好处，
尤其是青少年在夏季服食，更加适宜，不仅能解暑，还由
于苋菜含有高浓度赖氨酸，故对人体成长发育很有帮助。
孕妇夏日临产前，最适合吃苋菜。《本草衍义补遗》中曾
说："苋，下血而又入血分，且善走，临产时煮食，易产。"

薏苡仁

又称六谷米，性凉，味甘淡，有清热利湿和健脾补肺的作用，最适宜长夏季节，暑热夹湿者服食，煮粥服用，最为有益。

紫菜

是一种生长在浅海岩石上的海藻类植物，含有丰富的碘及优良的蛋白质、多种维生素、矿物质、氨基酸、胶质、粗纤维等人体所需的营养成分。夏季炎热，人们大量出汗导致水、电解质、维生素大量丢失，此时多食紫菜，最为适宜。食后能调节机体、平衡血液酸碱度、消暑热、清心火，是夏季理想的清补食品。

梨

古代医家称之为"天生甘露饮"，意思是梨有清热润燥、生津止渴的作用，在炎夏酷暑、津伤烦闷之时，食之最好。

西瓜

《本经逢原》中说："西瓜，能引心包之热，从小肠、膀胱下泄。能解太阳、阳明中渴及热病大渴，故有天生白虎汤之称。"但民谚说得好，"西瓜祛暑，多食伤气"，这是因为西瓜清暑力强，所以脾胃虚寒的人，虽在三伏大热天气，也要少吃，否则积寒助湿，反而影响脾胃功能。若加入好酒数滴食之，或可消除此弊。故谚云："西瓜一只，好酒数滴，味甜且香，寒温相宜。"

乌梅

在民间有用乌梅同冰糖煮成乌梅汤放凉后当冷饮供夏天饮用的习惯。乌梅味酸，同冰糖煎汤，又甜又酸，非常可口。炎夏饮用乌梅汤，有生津止渴，祛暑养阴的效果。不仅如此，乌梅对大肠杆菌、痢疾杆菌、伤寒杆菌、铜绿假单胞菌、霍乱弧菌等多种病菌都有抑制作用。因此，夏季饮用乌梅汤，不但是清凉饮料，并且可以防止肠道传染病。

草莓

草莓是一种鲜红色的浆果，果肉柔嫩多汁，每100克鲜果中含维生素C 60～80毫克，还富含磷、钙、铁等矿物质，果味酸甜适口，具有特殊的香味，是春夏天然的清凉止渴剂。

桑葚

性寒，味甘，是一种球形多汁的小浆果，每100千克新鲜桑葚能榨出果汁40多千克，有人用它制成桑葚汽水，甜酸适度，风味别致，是夏令理想的清暑饮料。桑葚有滋阴养液的作用。《本草经疏》载："桑葚，甘寒益血而除热，为凉血补血益阴之药。"所以，每年4～6月桑葚熟透色紫时，食之最好。

葡萄

古人对葡萄给予很好的评价，认为"葡萄当夏末涉秋，尚有余暑，甘而不饴，酸而不酢，冷而不寒，味长汁多，除烦解渴"。可谓是水果中的佳品，适宜夏天食用。

柠檬

味极酸，有生津、止渴、祛暑、安胎的作用。《食物考》中记载："柠檬浆饮渴瘳，能辟暑。孕妇宜食，能安胎。"所以，炎夏之季，宜用柠檬绞汁饮，或生食，尤以怀孕妇女食用更好。

柿子

有清热、去烦、止渴的功用。炎热夏季，肺胃阴伤，汗多津泄，燥热烦渴之时，适宜食用。但柿性质大凉，对于平素胃寒、脾胃不好的人，以及妇女经期，仍当忌食，更注意不可与螃蟹一起食用。

菠萝

与香蕉、荔枝、柑橘同为华南四大名果。菠萝多汁，味酸甜可口，香气浓郁，别有风味。有清暑解渴、消食止泻的作用。

荸荠

是夏季理想果品，它性寒多汁，无论生食或熟食，均能清热、祛暑、生津、止渴。天热口渴、咽喉干痛、肺有热气、眼球红赤、口鼻烘热、咳吐黄痰时，食用更好。若炎夏时发生暑热下痢，饮用荸荠汁，能清理肠胃热滞污秽，可起到辅助治疗效果。

菱角

《随息居饮食谱》中记载："鲜者甘凉，熟者甘平。"生食能清暑解热，除烦止渴，熟食则健脾益气。所以，炎夏烦渴之时宜食生菱角。

百合

有润心肺、安神志、清虚火的作用，炎夏酷暑之际，常吃些百合绿豆汤，最为适宜。这是防暑清心、安神除烦最宜饮料，两者同用，相得益彰。

薄荷

性凉，味甘辛，有疏散风热、清热解暑的作用，适宜在炎夏酷暑之季当作清凉饮料服用，可起到预防中暑的功效。但有两点应注意：一是薄荷不宜久煎、久煮，因为它的主要有效成分为挥发油，久煮会减效；二是不宜多服、久服，正如《本经逢原》所说："多服久服，令人虚冷。"

金银花

性寒，味甘，功擅清火解毒。用金银花制成的凉茶，是夏季最好的清热解暑饮料。民间至今还保留着夏饮金银花露的风俗习惯，无论老幼，皆为适宜。

菊花

性凉，味甘苦，以白菊花为优，有疏散风热、泻火祛暑、清肝明目的作用。对夏天头晕头胀、暑热烦渴、目赤肿痛，以及血压偏高者，可以常饮菊花茶，很有好处。

荷叶

　　有清暑利湿、升发清阳的作用。《滇南本草》说："上清头目之风热，止眩晕。"

尤其是肥胖之人以及高脂血症患者，夏天食之更好，或煎水代茶饮，或煮稀粥食用，既清暑热，又能减肥。

（2）夏宜食苦

　　甜、酸、苦、辣、咸这五味中，最不受欢迎的恐怕要数"苦"味了。然而，适量吃点苦味食物，不仅对人体健康大有裨益，而且对调节情绪大有好处。**中医学认为，一年四季均应适当吃些苦味食品，夏令尤为适宜。**

　　夏时心火当令，人多心火过旺而肾气不足，苦味食品可入心经而降泄心火，心火去则神自安。苦味配夏，苦味之阴可调夏季之阳热，降心火，清暑热，并有除湿和利尿作用。现代研究表明，苦味食品具有抗菌消炎、清凉解暑，刺激胃酸分泌而助消化，舒张血管、舒筋活血，提神醒脑、消除疲劳、恢复精力等作用。

　　盛夏酷暑，气候炎热，往往使人精神不振、倦怠乏力。苦味食物，因其有时含有少量的可可碱和咖啡因，能使人产生提神醒脑、舒适轻松的感觉。夏季适当合理搭配吃些苦味食品，不但能缓解由暑热、烦闷而带来的不良情绪，使人较快地恢复精力，而且还可以解暑祛热助您安度炎夏。夏季，由于暑湿较重，容易发生味觉减退、消化不良、食欲不振等消化功能障碍，由于人舌面的味蕾对苦味非常敏感，吃点苦味食物可以刺激脾胃的消化能力，增进食欲，使之恢复正常。

不少苦味食品不仅营养丰富，而且还具有很好的食疗功效。以苦瓜为例，每 500 克苦瓜含蛋白质 5 克，糖类 15 克，磷 150 毫克，钙 95 毫克，铁 5 毫克，所含维生素 C 比丝瓜、甜瓜等高出十几倍，含 B 族维生素 0.4~0.6 克，居夏令瓜茄类果蔬的首位。此外苦瓜还含有多种氨基酸和果胶等。苦瓜之苦，缘于奎宁。药理学证实，奎宁能抑制过度兴奋的中枢，可生津解渴、清凉祛暑。苦瓜中还含有治疗糖尿病的有效药物——胰岛素多肽 P，具有明显的降血糖作用，医学界已将苦瓜列为"糖尿病秋夏果蔬疗法"中的首选食品。新近研究发现苦瓜中含有一种抗癌成分——苦瓜蛋白脂，已顺利通过动物实验阶段，进行临床初试阶段，有望成为一种抗癌良药。

（3）吃苦也得谨慎点

首先，有些苦味食物是有毒的。所谓"苦味食物"是因为食物中含有某些苦味的化学成分，苦的味道就是这些化学成分造成的。有些苦味食物所含的是对人体有益的苦味化学成分，如：

- 苦瓜中的苦瓜苷有降血糖的作用。

- 芹菜中的芹菜苷有降血压作用。

- 茶叶中的生物碱和多酚类物质有提神和抗氧化作用等。

以上适量地进食对人体有益。但有的苦味食物含有对人体有毒的化学物质，例如：

- 不成熟的甜瓜的瓜蒂和根部就是苦味的，所含的是具有苦味的甜瓜毒素，能够引起胃痛、呕吐、腹泻等，严重者可危及生命。临床上有误认为甜瓜根部的苦味有消暑清热作用，进食后引起中毒的病例。

- 苦杏仁中含苦杏仁苷，经肠道吸收后可产生氢氰酸，是剧毒，微量就可造成呼吸中枢麻痹而引起死亡。

其次，并不是任何人都能吃苦。 中医认为苦味食物多数性质寒凉，具有清热泻火、燥湿通便等作用，属于清热泻火类食物，所以不建议体质比较虚弱的人食用。一般说来以下情况需注意：

- 老人和小孩的脾胃多虚弱，不适宜过多食用苦味食物。

- 患有脾胃虚寒、脘腹疼痛、大便溏泄的病人也不宜食用苦寒食物，否则会加重病情。

再者，一定要适量。 淡淡的苦味对于夏季食欲不好的人来讲，可以健脾开胃。但过重的苦味或进食苦味食物过多，就会引起胃部不适、恶心、呕吐或泄泻等副作用，所以吃苦味食物要适量。

（4）夏天食宜清淡，但莫拒绝荤食

炎热天气里，很多人开始"苦夏"，吃不下、喝不下，有的人只吃点蔬菜和水果之类的食物。都说夏季饮食清淡点好，甚至连鱼和肉都不吃了。"吃"这个看似简单的事儿在夏天却成了令许多人头痛的难题。其实，**夏季人体的消耗更大，因此更要注意膳食均衡，蔬菜水果、鱼、肉、粗粮细粮、蛋、豆、水、奶，一样也不能少。**

夏季饮食还有一些特别需要注意的地方。

首先，水果蔬菜别猛吃。酷热季节，人体对维生素和水分的需要量要比平常高出许多，维生素 A、维生素 E、维生素 B$_1$、维生素 B$_2$、维生素 C 等，都有助于提高耐热力和体力。如苦瓜、冬瓜、黄瓜、丝瓜、西瓜、甜瓜、番茄、茄子、芹菜、生菜、芦笋等凉性瓜果蔬菜，含水量都在 90% 以上，且此类水分是经过生物膜过滤的、富含维生素及微量元素的、具有生物活性的天然水，优于任何纯净水及矿泉水，更易被人体吸收和利用。**但即使是蔬菜水果这样的防暑佳品也要讲究适量食用，吃多了可要当心您的胃肠，尤其对胃肠功能低下者和老年人、儿童，更应谨记"适可而止"。**夏季还是病原菌滋生蔓延快、肠道传染性疾病多发的季节，这时多吃些大蒜、洋葱、韭菜、大葱、香葱、青蒜、蒜苗等具有杀菌作用的蔬菜，可预

防胃肠等消化道疾病的发生。生姜可促进食物的消化吸收，使血流加快，毛孔张开，汗液排泄通畅，对防暑也有一定好处。

其次，鱼肉粗粮不能少。 夏季是一年中人体代谢最旺盛的季节，也是蛋白质消耗量最大的季节，如果只注重蔬菜水果的摄入，而不及时补充蛋白质就会导致体质下降，容易感染疾病。**一般，蛋白质每日摄入量在 70～90 克为宜，且最好其中一半以上为鱼、虾、瘦肉、鸡肉、鸭肉、蛋、奶和豆制品等易被人体消化和吸收的优质蛋白质。** 很多人在夏天看见鱼、肉就烦，其实，只要适当改变烹调的方法，注意色、香、味并重，大鱼大肉还是很"可爱"的，如爱炖肉的，不妨清炖；爱炖鱼的，试试清蒸。另外，醋、蒜、姜、芥末等佐料，也是很好的"开胃剂"。

此外，夏季人体对糖分和热量的需求也较大，粮食进入人体后可转化为葡萄糖，是人体糖分的主要来源，因此保证粮食的摄入很重要。 应注意细粮和粗粮的适当搭配，稀食与干食的合理安排，一般每周应吃三餐粗粮，如玉米、全麦食品、糙米等。

再者，少吃冷食多喝水。 天气炎热，适量吃些冷食或喝些冷饮能起到一定的解暑作用，但过多食用会使胃肠温度下降，引起不规则收缩，损伤脾胃或导致胃肠功能紊乱，诱发腹痛、腹泻等病症。过多的冷食还会使毛细血管受冷收缩，导致肺部血流不畅，诱发咳嗽。脾胃功能逐渐衰退的老人、胃肠功能发育尚不健全的小儿以及慢性胃肠疾病患者更应注意节制冷食。一般而言，凉白开和绿豆汤易被人体吸收利用，是较好的防暑降温饮品。

（5）盛夏食酸，生津敛汗

盛夏时节，天气炎热，会引起人体代谢、内分泌、体温调节等一系列功能失调。这一段时间可以适当多吃点酸味的食物。一般来说，夏季多食酸味食品，有以下几方面的好处。

敛汗祛湿： 夏季出汗多而易丢失津液，需适当吃酸味食物，如番茄、柠檬、草莓、乌梅、葡萄、山楂、菠萝、芒果、猕猴桃之类，它们的酸味能敛汗止泻祛湿，可预防流汗过多而耗气伤阴，且能生津解渴，健胃消食。

杀菌防病： 夏季人们大多喜食生冷，用醋调味既可增进食欲，又能够杀死菜中的细菌，可预防肠道传染病。

增强胃液杀菌能力： 持续高温下及时补充水分很重要，饮水可维持人体充足的血容量、降低血黏度、排泄毒物、减轻心脏和肾脏负担。但饮水多了会稀释胃液，降低胃酸杀菌能力。吃些酸味食品可增加胃液酸度，健脾开胃，帮助杀菌和消化。

有利于营养素的吸收： 夏天最需全面均衡营养，在高温环境里，人体营养物质消耗相当大，除了一日三餐外，还要注意从蔬菜、水果、饮食中额外补充维生素 C、维生素 B_1、维生素 B_2 和维生素 A、维生素 D，钙丢失多的人还要补充优质钙制剂。多吃点酸味水果和食品可以增加和帮助钙等营养素的吸收。

（6）夏日吃姜有讲究

"冬吃萝卜夏吃姜，不用医生开药方"。自古以来民间有"生姜治百病"之说。姜味辛、性微温、气味轻、无毒，四季不缺，生拌、盐炒、做汤均可，也是餐中不可缺少的佐料。古医书介绍姜能益脾开胃，止呕，温经散寒，解头疼、发热，调理痼冷沉寒、霍乱腹痛、吐泻之疾等。现代研究表明，生姜中含有姜醇、姜烯、水芹烯、柠檬醛，还有姜辣素、树脂、淀粉和纤维等，有兴奋、排汗降温、提神等作用，可缓解疲劳、厌食、失眠、腹胀、腹痛等症状。

夏天炎热，人们习惯贪凉，喜服寒凉之品，夜间又感受夜寒，易产生暑湿，影响脾胃，唾液、胃液的分泌会减少，因而影响人的食欲，所以夏季人们常出现胃口不好，少食口腻。针对这种情况喝一点姜汤或做菜时多加点姜，既可散寒祛暑，又可增进食欲。

生姜的吃法很多，如喝姜汤、吃姜粥，煮菜热油时放点姜丝，炖肉、煎鱼加姜片，制水饺馅时加点姜末，既能使味道鲜美，又有助于醒胃开脾，提神，促进食欲，帮助消化和有助于胃肠对营养成分的吸收。不过应该注意以下几方面用法宜忌：

①**不要去皮**。有些人吃生姜喜欢削皮，这样做不能发挥生姜的整体功效。一般的鲜生姜洗干净后就可以切丝分片。

②**凡属阴虚火旺、目赤内热者**，或患有痈肿疮疖、肺炎、肺脓肿、肺结核、胃溃疡、胆囊炎、肾盂肾炎、糖尿病、痔疮者，都不宜长期食用生姜。

③从治病的角度看，**生姜红糖水只适用于风寒感冒或淋雨后有畏寒、发热的患者**，不能用于暑热感冒或风热感冒患者，不能用于治疗中暑。服用鲜姜汁可治因受寒引起的呕吐，对其他类型的呕吐则不宜使用。

④**不要吃烂了的生姜**。腐烂的生姜会产生一种毒性很强的物质，它可使肝细胞变性、坏死，从而诱发肝癌、食道癌等。那种"烂姜不烂味"的说法是错误的。

⑤**吃生姜并非多多益善**。夏季天气炎热，人们容易口干、烦渴、咽痛、汗多，生姜性辛温，属热性食物，夏天火热，过食生姜有耗液伤津的弊端。因此，适当在做菜或做汤的时候放几片生姜即可。

（7）夏天吃丝瓜，清凉又美容

丝瓜，在我国主要分为两种，即普通丝瓜和棱角丝瓜。普通丝瓜果实长圆呈条形，果实绿色，少数品种肉较薄、纤维较多，但味道好，较好的品种有上海的香丝瓜、湖南的南丝瓜等；棱角丝瓜为广州特产，呈棒状，有明显棱角，皮薄肉厚、质嫩纤维少。丝瓜色泽青绿、瓜肉清嫩、味道清香，是夏天常吃的蔬菜，盛夏时节，身体出汗较多，加上日长夜短，体力消耗过大，使人烦躁厌食，此时适当多吃些丝瓜，可去暑清心、醒脾开胃，免除苦夏之烦恼，且有护肤美容功效。

常吃新鲜丝瓜不但可以护肤、润肤，还可以减肥，保持形体健美。用新鲜丝瓜肉捣烂外敷或外搽面部，也有护肤除皱的美容作用。**丝瓜作为美容剂，最值得一提的是用丝瓜藤汁外搽可进行美容、护肤、防皱。丝瓜藤中所含的液体，在古代被中医称为"天罗水"。** 至于取藤液的方法，古代中医主张在立秋之后，选择粗大的丝瓜藤，在近根处剪断，插入瓶中。即可不断沥出汁液，每株大约可得 400 毫升。每天早上用纱布蘸丝瓜藤汁搽脸，能起到抗皮肤皱纹及美颜作用。

丝瓜食用时应去皮，丝瓜的食用方法多种多样，可炒、可烧、可做汤或做凉菜。需要注意的是，丝瓜中的许多成分不耐高温，遇热后易遭破坏，因此在烹制时动作要快，应掌握好火候；由于丝瓜性滑，多食会引起滑肠腹泻，久病体虚弱、脾胃虚弱、消化不良的人还是少吃为好。

介绍几种丝瓜的食用方法：

青白丝瓜： 爆香姜丝，倒入丝瓜炒香，加青椒及少许大蒜，待丝瓜熟透，再放入百合略煮，即可起锅。

冰肌玉骨： 将丝瓜去皮，洗净，切成 1.5 厘米小段，用猛火隔水蒸丝瓜 7 分钟，倒掉瓜汁，烧锅下油，爆香蒜茸后，淋上丝瓜，再加少许酱油、麻油。

丝瓜豆腐羹：嫩丝瓜洗净后去皮、两头，与豆腐一起切成小丁，分别焯水，锅中加入鸡汤，调以精盐、料酒、胡椒粉烧沸，下丝瓜丁、豆腐丁、葱姜末，开锅后用水淀粉勾芡，搅入鸡蛋液，加入少许味精，再淋几滴熟鸡油即可。

虾仁丝瓜汤：丝瓜去皮后切成小丁，焯水；虾仁上浆；锅中注入鸡汤，调以精盐，烧开后下丝瓜丁，加味精，入虾仁，淋香油即成。

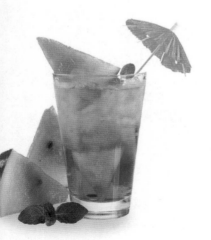

（8）夏日冷饮有讲究

一到夏天，冷饮成为人们的挚爱。冷饮中主要成分是水，此外，如冰激凌、雪糕等含有一些糖分及牛奶，因此冷饮在消暑、补充体内水分等方面有一定作用。

冷饮的营养成分较少，不能作为主食来提供营养。如大量冷饮进入消化道可严重影响身体健康：

● 在炎热的夏天吃大量冷饮，会引起胃肠道血管的突然收缩，血流减少，胃肠道正常的生理功能会发生紊乱。

- 由于大量液体成分入胃，胃内的酸度会有所降低，杀菌作用减弱，更易诱发胃肠道炎症。

- 大量吃冷饮，同样使咽部血管收缩，血流减少，使局部抵抗力降低，上呼吸道的病菌会大量繁殖，引起咽喉部炎症。

- 大量吃冷饮以后，人的食欲会降低，正常饮食规律被打乱，大量甜食入口易造成营养的不平衡。

不少人对冷饮冷食的认识存在一定误区，**许多人认为冷冻食品是安全卫生的**，实际上，大肠杆菌、伤寒杆菌和化脓性葡萄球菌均能在摄氏零度以下生存。有的冷冻饮品由于冷藏温度不够造成融化过后重新冷冻，质量就无法保证。

由此可见夏日冷饮是有讲究的：

首先，选购冷饮食品时应注意安全卫生。产品包装应严密无损、商标内容要完整，品名、厂名、厂址、净重、主要成分、生产日期和保质期等要清晰可见；冷饮色泽应与品名相符，若其颜色太过鲜艳、不自然，就有可能是添加过量色素所致，不要购买和食用；冷饮香味应与品名相符，应香味柔和，无刺鼻气味，若有异味，则表明已变质；冷饮滋味应酸甜适宜，不得有苦味、涩味；冷饮的色泽应清澈透明，无杂质、不混浊、不沉淀，如发现饮料分层，有絮状沉淀或有大量搅不散的沉淀，是已变质的显著标志，不能饮用。

其次，进食冷饮要做到适时、适量、慢饮。冷饮不宜在饭前或饭后吃，饭前吃冷饮会影响食欲，导致营养缺乏，冷饮中含有牛奶等营养成分，但是，其含量远远比不上正常饮食。饭后立即吃冷饮，使胃酸分泌减少，消化系统免疫功能下降，导致细菌繁殖，引起肠炎等肠道疾病；**冷饮的摄入量，一次以 150 毫升左右为宜**；夏日炎炎，一口气灌下一听冰冻可乐，咬掉几根棒冰是消暑的好享受。可是，对身体的危害，却无法用这一次的清爽弥补，喝冷饮也要同喝热汤一样，细细品味，慢慢饮下。

另外，不同的人群，对于冷饮有不同的要求，特别是有疾病的人，应该少吃，甚至忌冷饮。婴儿忌食冷饮，幼儿少吃冷饮；年老体弱、患心血管疾病的人不宜多吃冷饮。

（9）使用芦荟有禁忌

当前，由于芦荟作用较多且在清热解毒、通便方面效果很好，从而备受人们青睐，尤其是年轻女性，常将其作为保健佳品使用。但是，在使用芦荟时有种种禁忌，必须牢牢记住：

①芦荟刺激性强，胃不好的人应避免食用。芦荟是胃健康者的健胃药，比较适合体质较强的人使用，不适合体质较弱的人用。

②胃功能正常的人服用芦荟时，应从小剂量开始。在服用过程中如感不适，应立即停服。

③把芦荟用于烫伤时，先要用清洁水冲洗患部，待患部热退，彻底凉下来后，用芦荟叶肉里的软膏状物质贴于患部，但不能让软膏状物质干了。出现水疱的烧伤也可用芦荟医治，但如果是皮肤脱落，较严重的烧伤，应及时就医。

④因为芦荟叶的表皮部分是刺激性最强的部分，所以过敏性皮肤的人不宜使用。

⑤把芦荟汁液当作眼药来用的人也是有的，是否有效另当别论，但这种做法并不妥当，因为芦荟汁刺激性很强，角膜是比皮肤更敏感的重要器官，一旦角膜出现病损，那就得不偿失了。

⑥并不是所有的芦荟都适合食用的。如果您购买芦荟回家的目的是种植后食用的话，一定要向供应商说明，他们会介绍给您可以食用的芦荟。

⑦对青霉素过敏的人，服用芦荟可能引起强烈的充血反应，不能因为有些人用芦荟效果好而去跟风使用芦荟，应特别慎重，最好咨询一下医生的意见。

⑧把芦荟作为胃肠药服用时，妊娠中的妇女应绝对慎重，否则有引起流产的危险。

中医泰斗李克光：传岐黄术　享彭祖寿

流光催我鬓毛领转
眼匡医岑六十年学海
渊深无止境康强征
路待扬鞭
莫谓呻吟非召唤顷
知谨慎系安危勤求
古训探其理博采众
方悟指归

右铺撒邗医米满六十年
自勉诗二首
烈光仁棍雅正
乙酉初冬
克光時年八十三岁

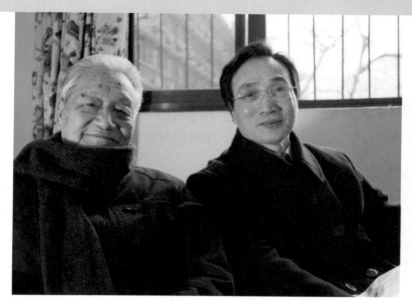

马烈光与李老

李克光，1922 年生，担任四川省中医药研究院名誉院长，原四川省政协副主席，四川省中医学会名誉会长，中华全国中医学会理事，内科学会常务理事，《中国中医年鉴》及多家医药杂志的编委；四川省科技顾问团顾问；四川省高级职称评审委员会副主任委员；中国农工民主党第十一届中央常务委员等职。

马烈光：

孔子"三戒"实为千古绝唱啊！李老，您现在身子骨还这么硬朗，除了"志闲而少欲"外，平时还保持运动吧？请您也给透露一下吧！

李克光：

"生命在于运动"，我年轻时爱好体育运动，打球、武术、游泳等，什么都喜欢。到了老年，剧烈运动不适合自己，我逐渐发现步行才是最佳运动方式，而且一直在坚持着。常言"饭后百步走，活到九十九"。走路可谓一切锻炼形式的基础，又是老少咸宜的自我锻炼的最佳方式。走路可快可慢，轻松自然，随心所愿，无需复杂的动作要领，无需吐故纳新的呼吸配合，无需精神意志的高度专注，安全、方便，不受时间、场地和经济条件等限制，是最大众化、最行之有效的锻炼方式。既能畅旺气血、滑利关节，又能舒经活络、强筋健骨，还能和调五脏，舒畅百骸，使精神倍增、体力健旺。人人皆可行之，有百利而无一弊。当年 50 多岁时，带学生下乡巡回医疗或上山采药，全靠两条腿，日行几十里，甚至上百里，有时全是崎岖山路，而且连续一月甚至数月天天如此，渐渐地就"练"出来了。到了老年以后，凡距离不太远，或时间较充裕，能安步者，绝不坐车。这早已成了我的一种习惯，也是一种需要。老年人锻炼的时候都可以用这种方式，唯须注意以此法锻炼，必须持之以恒，方可获益于不知不觉的咫尺之间。养生调病，皆当知道有此妙法，不可以其普通而忽视之，更不可因无恒心而半途而废。

3 秋季食养如何吃

秋三月是指立秋后的七月，白露后的八月和寒露后的九月，包括立秋、处暑、白露、秋分、寒露、霜降六个节气。

（1）秋天食养总述

入秋后，气温开始下降，空气中的湿度也逐渐下降。秋燥当令，早秋多温燥，晚秋多凉燥，人们往往会有口干舌燥、皮肤干燥、大便干结等一派燥象。因此，**秋季以滋阴润燥为食养的主要原则。**梨、甘蔗、白木耳、芝麻、蜂蜜、冰糖、荸荠、梨、柚、枇杷

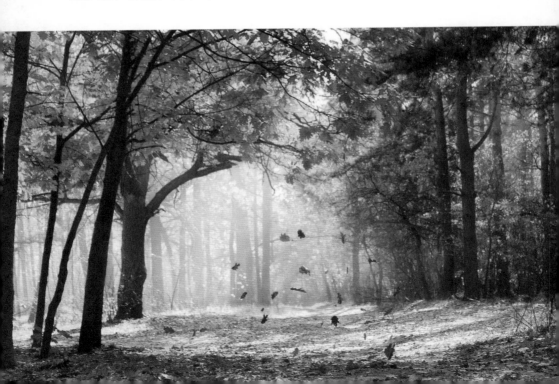

等食品都是良好的润燥之物。但应注意，不要以为上述水果可以润燥而人人都可以吃，凡脾虚湿重而泻者吃了更泻，咳者吃了痰更多，千万不要忘记分辨体质选饮食的养生原则，此时，**薏苡仁、苦杏仁、白扁豆之类仍应常吃。**

秋属金，应于肺，秋天肺气旺，肝气容易受抑制，因此**要少吃能助长肺气旺盛的辛味，而适当增加能涵养肝气的酸味食物**，养肝气以防肺气侵犯。

> 《黄帝内经》有"秋冬养阴"之说。

人体经春夏萌发长足之后，将进入收藏之时，此时对阴精一类物质的需要量增加，如果秋季颐养阴精充足，则为入冬后的潜藏提供良好的物质基础，这就是《黄帝内经》所说的秋季"养收之道"，可食茭白、南瓜、莲子、桂圆、黑芝麻、红枣、核桃等。

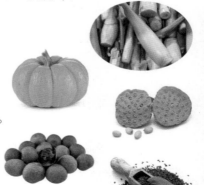

- 茭白能降低血脂、解热毒、利二便。

- 南瓜能润肺益气，止痛安胎。

- 莲子益脾养心，固精止泻，开胃安神。

- 桂圆治贫血、神经衰弱、产后血虚。

- 黑芝麻补肺助脾、润肠通便、益肌肤。

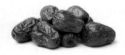

- 红枣养脾平胃、安中益气、补血益阴。

- 核桃补肾养血、润肺润肌，防治神经衰弱和腰腿痛。

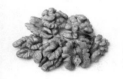

　　需要特别提出的是，三秋气候不同，养生还应各有侧重。

　　俗语说："热在三伏"，而第三伏一般都在立秋之后。在初秋时期，盛夏的余热未消，天气仍然十分炎热，故有"秋老虎"之说。加之阴雨绵绵，湿度较高，天气以湿热并重为特点。**中医将这个时期称为"长夏"，而长夏最主要的气候特点就是"湿"。所以，这个时期的食养仍需重视防暑降温、及时补充水分，同时要注意祛湿。**在饮食上要特别注意：

- 清洁卫生，保护脾胃，适当多进温食。

- 或常吃些赤小豆、薏苡仁、白扁豆、山药等有健脾除湿作用的药食两用品。

- 节制冷食冷饮，不吃不洁瓜果，以免湿热、寒湿内蕴，毒滞肠中，诱发肠炎、痢疾等。

　　白露后的八月，雨水渐少，天气干燥，昼热夜凉。这个时期的气候特点才正式是秋燥当令，而燥邪最容易伤肺伤胃，所以**养生重点是养阴防燥，润肺益胃。**

中秋节过后的晚秋，"一场秋雨一场寒"，秋风肃杀，天气渐凉，甚至会气温突降，寒潮来临，**食养重点除预防燥气损伤外，还必须防止寒邪伤人，注意开始进食偏温补之品。**

（2）秋冬饮食"三字经"

说到食补，现在一入秋季，饮食业铺天盖地的"进补""火锅"广告，对大家进行地毯式的轰炸，加深了人们的认同和记忆。**进补，是中国传统食养理论的精华之一；麻辣与浓厚，也是秋冬季饮食的一大特点。但是，如果将这些理论绝对化，认为秋冬季就应该时时"进补"，盲目追求"麻辣""浓厚"口味，那就错了。**有人从科学的膳食营养理念出发，考虑到近年来人们生活水平的提高，总结出了秋冬季饮食应遵循的新"三字经"：

求平衡：人体应该均衡而有针对性地摄取养阴与养阳的食物。如果秋冬大肆补阳，而忽略补阴，会造成阴精的虚损。从现代营养学的观点来看，秋冬时节，肉多而菜少，若不在膳食中有意识地增加蔬菜的摄入量，很容易造成维生素及纤维素的缺乏。以前，人们强调秋冬季应摄取高脂肪、高蛋白食物，这与生活水平普遍较低、热量摄入不足有关，高脂肪、高蛋白的食物有较强的饱腹感，又能提供人体御寒的热量，当然应属首选。而今，人们的生活水平普遍较高，一年四季中高脂肪及高蛋白的摄入量都不低。因过多摄取脂肪而造成高脂血症，因过多摄入高蛋白食物而引起痛风等，已经很常见了。在这种情况下，再强调秋冬季增加高脂肪、高蛋白食物的摄入量，显然是不合适的。秋冬季的饮食养生应该更趋向于补阴，注重维生素 B、维生素 C 以及纤维素的补充，不要气温一下降，就一味选择温补阳气的、高脂肪、高蛋白的食物。

慎药补：中医认为，深秋以后至冬至是饮食温补的最好时机，因为这一时期，人的消化与吸收能力高于其他季节。**虽然进补是中国人的传统饮食养生观念，但是大多数人对于如何进补却不甚了解，以为吃点好的，放些中药材就是进补了。实际上，一方面，人们对于药材的知识非常有限，既不十分了解它的功效，也不了解它的危害；另一方面，人们又不了解自己的身体状况，究竟是阴虚还是阳虚，只凭着一些粗浅的、似是而非的医药知识，就敢把这些药材放进自己的饭碗，实在是有些冒险，用得不对，很可能有害健康。**相传，唐太宗李世民晚年追求长生而滥用金丹进补，以致影响寿命，所以《旧唐书·宪宗本纪》有"文皇帝服胡僧长生药，遂致暴疾不救"的记载。而今，很多孩子的早熟也与滥用补品有关。

忌过辣：从现在的饮食市场来看，四川菜，尤其是火锅很受人们的欢迎。到了秋冬，往往成了餐桌上的主角。但是，辣椒强烈的刺激性对肠胃有一定的损害；秋季吃辣，还会加重秋燥，诱发咳嗽、哮喘等疾病；长时间吃辣，还会影响人的味觉，使人对辣味以外的其他味道不敏感。

（3）秋三月适宜食物一览

白扁豆

　　立秋以后，夏热未退，余暑夹湿，湿热交蒸。每易使人头晕如裹、四肢困重、胸闷痞满、食欲减退、舌苔厚腻。此时最宜用白扁豆煮粥食，或用白扁豆煎汤服，可以起到消余暑，化暑湿，健脾胃，增食欲的作用。

莲藕

　　俗话说：荷莲一身宝，秋藕最补人。中秋时节便有新藕上市了。生藕甘寒，能清热生津止渴；熟藕甘温，能健脾开胃益血。故有"暑天宜生藕，秋凉宜熟藕，生食宜鲜嫩，熟食宜壮老"之说。

白木耳

　　是秋季最理想的滋养清补佳品，含丰富的胶原蛋白，多种维生素，其18种氨基酸中有7种为人体必需氨基酸。此外尚有矿物质钙、钾、镁、铁和磷等。其功用也较广泛，有润肺补肺、生津润燥、益气养阴、补脑强心、提神益智、滋养肌肤、健肾益胃的效果。入秋以后，凡肺虚体弱、干咳气短、皮毛憔悴之人，以及患"秋燥症"之人，食之最为有益。

蛇肉

　　广东民谚说："秋风起分三蛇肥"，对习惯食用蛇肉的地区和百姓来说，秋天正是吃蛇肉的好季节。蛇肉蛋白质含量高，极富营养，常食有轻身耐老、延年益寿之功。在驰名南国的蛇馔佳肴中，秋天的肥蛇最受欢迎。

黄鳝

　　性温，味甘，能补虚损、益气力、除风湿、强筋骨。黄鳝冬蛰，出蛰后5至6月产卵，农历七月最肥美。入秋食鳝，不但补益力强，对人体的血糖还有一定的调节作用。民间也习惯入秋后以黄鳝进补，烧鳝段，清炖或炒鳝丝，南方还爱吃黄鳝粥，均有裨益。

花生

　　性平，味甘，有润肺补肺之功，适宜秋燥干咳或肺燥咳嗽时服食。深秋后花生成熟，选用鲜花生仁，或生研冲汤服，或水煮煎服，但不宜炒食。《滇南本草》说："盐水煮食治肺痨，炒用燥火行血。"

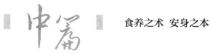

菱角

　　刚入深秋，菱角就成了应时食品。菱角生食，清暑解热、除烦止渴；熟食则益气补虚、健脾开胃。所以，夏宜吃生菱以解暑，秋宜吃熟菱以补气。

核桃

　　每年三秋的白露前后，是核桃成熟时。由于核桃易返油、虫蛀，所以最好吃新上市的核桃。中医认为秋季尤以补肺为要。核桃能补肾固精、温肺定喘，又能益气养血、润燥润肠。正因如此，秋季食用胡桃，尤为适宜。

百合

　　立秋以后，用百合干品作粉煮食，或用鲜百合煨服，均有滋补营养的功效。尤其是秋燥干咳时候，或平素肺气虚弱、慢性支气管炎、肺气肿、肺结核、支气管扩张等久咳伤肺，咳嗽无痰或少痰，或痰中带有血丝时食用，更为适宜。

芡实

俗称鸡头果，是秋后水生植物的果实。性平，味甘涩，有补脾肾、祛暑湿、止遗泄的滋养强壮作用，最宜秋季服食。《本草从新》中说："芡实补脾固肾，解暑热。"尤其是立秋之后，暑热未去，秋燥渐起，服食芡实，既能祛余暑，又能滋补强身，是秋天适时补品。对肾虚脾虚的人，如遗精、遗尿、多尿或尿频，或妇人带下，或大便溏薄的人，效果更好。

莲子

深秋之时，莲子成熟上市，是秋季应时补品，它有养心、益肾、补脾的功效。清代医家王孟英推荐秋天把莲子磨成粉，与面粉混合，拿来做糕食用，或者莲子与米一起煮粥，都能健脾益肾，效果非常好。真可谓，秋令进补，莲子第一。

山药

可药可蔬，药食兼用。《本草纲目》认为："山药益肾气，健脾胃，润皮毛。"所以，秋燥季节，最宜食用。色纯白的山药主要入肺，能温补肺气却不像人参那样迅猛，气味香甜而不干燥，可治肺虚久咳，效果非常好。所以，入秋吃山药，滋补肺脾肾。其特点是补而不滞，不热不燥，无论男女老幼、有病无病、体健体弱，均可食用。

枸杞子

　　有滋补肝肾、养阴润肺的作用。枸杞子能养阴润燥、填精补肾，所以秋季用它泡茶喝，最为适宜。

沙参

　　性凉，味甘淡，有养阴润肺、益气润燥之功。凡秋燥的人，或肺燥患者，适合食用。对肺燥咳嗽，或久咳无痰，咽干口渴之人，很有帮助。秋燥干咳可用沙参煎水代茶饮，效果极佳。

（4）食用花粉有不宜

　　花粉是高等植物的雄性花的生殖细胞，作为孕育新生命的物质，花粉无疑是植物的精华，是天然保健佳品，有很高的营养价值和药用价值。但同时，花粉是一种我们很容易接触到的，而且比较容易引起过敏反应的东西。春秋两季是感冒及呼吸道疾病的高发季节，与花粉的飘散传播有很大的关系。而现在，随着人们对花粉的追捧，各大医院一年四季就诊的"花粉症"患者络绎不绝。这类患者的致病途径又分为两种，一种是吸入空气中的花粉飞散颗粒，症状表现是，当花粉颗粒进入上呼吸道时，打喷嚏、流鼻涕增多，当花粉粉末进入下呼吸道时，产生过敏性哮喘。另一种是服用"花粉食品"后出现胃肠道绞痛、腹泻、全身皮疹、瘙痒等症状，严重者可能出现过敏性休克。

　　加工食用花粉必须采用先进的高科技手段，依照严格的行业标准进行开发，才能保证花粉食品质量。近年来，国内一下子冒出若干个花粉食品厂家，在花粉食品产量急剧上升的同时，一些花粉食品的质量出现了不少问题。花粉原料的选择和检测是保证花粉食品质量的关键。目前市场上的花粉食品基本上是蜂花粉加工而成，而蜜蜂采集花粉带有很大随意性，任何树木、作物、牧草、杂草，均可成为采集目标。因此蜂花粉原料中可能会混进有害花粉，如强致敏花粉、有毒花粉等。此外，花粉属于高营养物质，极易发生霉变、虫蛀，一旦霉变可产生大量真菌致癌毒素。长期服用这种有害花粉制成的花粉食品，非但对人无益，反而使人生病。

　　此外，有些花粉食品的广告与内容严重不符。国产花粉食品，几乎家家都称自己的花粉破壁率在 98% 以上。可专家们介绍，在电子显微镜下，平均 10 ～ 50 微米大小的圆形或椭圆形花粉颗粒，都有一层"盔甲"般坚硬的外壁。花粉的绝大多数营养成分都在壁内。而我国市面上出售的花粉食品大多是未破壁的。当然，专家们说也有些厂家可能以为打碎花粉球就是破了花粉壁，其实，这是个误解。但是，糟糕的是，有的厂家索性连花粉球都未打破，把花粉原料一包装就拿到市场上卖，而人体是无法消化这种花粉球的，更无法吸收到其中的营养物质。

　　即使是对于技术指标达到要求的花粉厂家，我们在选购的时候也要注意挑选与自己体质情况适合的花粉服用，不同的花粉有不同的效果，针对的人群也有不同，因此要谨慎选用。

·

（5）滋阴润燥话秋梨

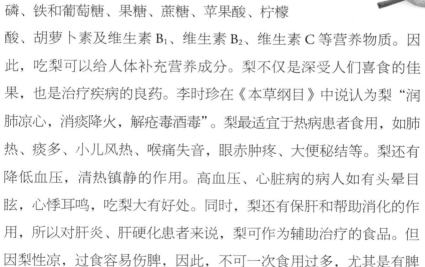

每当秋高气爽，各种各样的梨便源源不断。梨香气宜人，使人望而生津，食之甜酸适口，又凉又脆，沁人肺腑，是人们喜食的多汁水果。梨营养丰富，含有蛋白质、脂肪、钙、磷、铁和葡萄糖、果糖、蔗糖、苹果酸、柠檬酸、胡萝卜素及维生素 B_1、维生素 B_2、维生素 C 等营养物质。因此，吃梨可以给人体补充营养成分。梨不仅是深受人们喜食的佳果，也是治疗疾病的良药。李时珍在《本草纲目》中说认为梨"润肺凉心，消痰降火，解疮毒酒毒"。梨最适宜于热病患者食用，如肺热、痰多、小儿风热、喉痛失音，眼赤肿疼、大便秘结等。梨还有降低血压，清热镇静的作用。高血压、心脏病的病人如有头晕目眩，心悸耳鸣，吃梨大有好处。同时，梨还有保肝和帮助消化的作用，所以对肝炎、肝硬化患者来说，梨可作为辅助治疗的食品。但因梨性凉，过食容易伤脾，因此，不可一次食用过多，尤其是有脾胃虚寒，慢性肠炎患者，不宜食用。常见吃法：

- **津液不足，口干、干咳等：** 雪梨 1 个，菊花、麦冬各 25 克，水煎后加适量白糖服用。

- **便秘：** 鲜梨 250 ～ 500 克，去皮 1 次吃完。

- **酒后：** 榨取鲜梨汁液，连服 1 ～ 2 杯。

- **加工雪梨膏：** 鲜雪梨 500 克，去皮心，加百合 250 克，白糖 250 克拌匀，隔水炖至膏状，封存，用时每次 1 勺，日 3 次。秋季服用，滋阴润肺美容。

（6）秋食百合，润肺延年

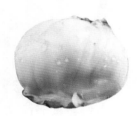

百合因其"数十片相累，状如白莲花，百片合成"而得名，又名夜百合、中蓬花、摩罗和野百合等，百合是多年生宿根植物。我国是百合的故乡，有着两千多年的栽培历史，全国各地均产。百合有多个品种，但以白肉百合和龙芽百合为主，其味分甜苦两种。苦百合主要供药用，甜百合多为食用。于秋季茎叶枯萎时采挖炮制，因"其茎如大蒜，其味如山薯"，故又有地方称之为"蒜脑薯"。

百合不仅味道鲜美，而且营养丰富，药用价值也很高。《本草纲目》中记载"百合粥，润肺调中"。现代研究表明，百合含有人体所必需的优质蛋白质、不饱和脂肪酸、微量元素、维生素和多种生物碱。其有效成分是外层软表皮，能促进新陈代谢而有良好的滋补功能，对人体细胞有丝分裂有明显抑制作用，能有效地抑制癌细胞的增生，同时，对病后虚弱、肺结核、神经官能症等疾病患者大有裨益。

为了让您远离秋燥的困扰，推荐几则以百合为主制成的膳食，您不妨根据自己的情况选择食用：

百玉沙参饮

取百合、玉竹、沙参各30克，洗净加水适量煎汤，取汁加冰糖适量调服。此汤适用于秋燥所致的咽干口燥。

百玉苹果汤

百合、玉竹各30克，陈皮6克，大枣10枚，苹果3个。将前4味洗净，苹果去皮核切片，共煮汤，加冰糖适量，饮汤食百合、苹果、大枣等。此汤具有滋阴润燥、生津止渴等功效，适合秋燥所致的干咳少痰、声音嘶哑等症。

百合汁

取新鲜百合250克，洗净，放入沸水中略烫，捣烂取汁，加冰糖适量，稍加温后饮用，每日1~2次。能润肺止咳，适用于体质虚弱、慢性支气管炎、肺气肿、咳嗽咯血等症。

百合粥

将百合 50 克、粳米 60 克，用水煮至米烂成粥，加冰糖适量即成。百合粥具有养阴润肺、润燥止咳、清心安神的功效，可以用来治疗燥热咳嗽、劳嗽久咳、热病、失眠多梦等疾病。但是大量服用百合粥可引起面色潮红、坐卧不安、全身有蚁行感等不良反应，所以百合粥不能多服、久服。

百合莲子粥

百合、莲子各 30 克，粳米 100 克，冰糖、水适量，大火烧开，小火煨粥。此粥滋阴健脾、养心安神，适用于心烦燥热、心悸失眠及皮肤病患者。

百合杏仁粥

取百合 30 克、去皮杏仁 9 克、粳米 100 克，同入锅中加水煮粥食用。此粥适用于肺阴亏虚导致的久咳不愈、干咳无痰、气喘虚烦、少眠等。

百合杏仁赤豆粥

取百合 30 克、杏仁 6 克、赤小豆 60 克、粳米 100 克，先将赤小豆煮至半烂，再加入百合、杏仁、粳米煮粥，最后加冰糖调味。该粥红白相间，粥稠味美，具有清热利水、滋阴润肺的功效，适用于咳嗽、喘促、口干者。

百合雪梨饮

将百合10克洗净，大雪梨1个去皮、核，切成小块，加水、冰糖适量，煮开，小火煨60分钟即可。此饮品具有养心安神、润肺止咳的功效，用于心肺阴虚所致的心烦少寐、干咳痰少、咽干口燥等症。

百合鲫鱼汤

百合250克，鲫鱼800克，香油、胡椒粉、精盐适量，将鲫鱼去鳞、内脏、鳃，洗净，用香油炸至金黄色，加水、精盐煮烂，加百合煨30分钟，撒上胡椒粉即可。具有益气健脾、清热利水、滋阴润肺、清心泻火的功效，适用于虚热、虚咳、虚肿、肺燥、干咳等症。

百子银耳汤

将百合20克、太子参20克洗净，银耳泡开后加水适量共煮30分钟，再加冰糖即可。百子银耳汤具有益气养阴、润肺止咳的功效，适用于气阴两虚之咳嗽、气短无力、口干舌燥、虚烦不寐等症。

最后需要提醒大家的是，新鲜百合应挑选个大、瓣匀、肉质厚、色白或呈淡黄色的。选购时还应注意剔除杂质、烂心或霉变者。干百合则以干燥、无杂质、肉厚且晶莹透明者为佳。

（7）秋食银耳好处多

银耳既是食品又是药品，作为食品，其营养价值相当丰富，含有蛋白质、氨基酸、酶、多糖、维生素及多种微量元素；作为中药，它可滋阴养肺，润肺生津，益气和血，补脑强心和补肾，尤其是生津养阴作用甚佳。秋天，"燥气当令"，多晴少雨，服用银耳正当其时。

除此之外，其最佳适应证有：

- 肺阴不足引起咽喉干燥、声音嘶哑、干咳、虚劳咳喘、痰中带血，阴虚头晕，皮肤干燥引起的瘙痒，虚热口渴等。

- 对高血压、动脉粥样硬化也适用。

- 近年来发现含有抗癌物质，可以抗癌。

- 老年人常用还有延年益寿作用。

银耳适应证范围广，服用方法很多，常见的有以下几种：

汤剂：银耳汤剂的特点是，银耳常与某些药物结合，有明显的针对性，如老年有血压高、头痛眩晕，常选银耳 10 克、钩藤 9 克，水煎服用；又如妇女月经过多、虚烦不眠，选银耳 12 克，紫珠草 8 克，旱莲草 9 克，水煎服，每日 1 剂，有良好效果。

菜肴：一般选取洁净银耳，烹成汤或菜食用。如果是健康人用于滋补，可用鸡清汤 500 克，入盐、料酒、胡椒面适量烧开；然后取洁净银耳 12 克，水泡开，入清汤内，大火蒸煮，待银耳发软入味，取出分别放入小碗中，倒入清汤，味精调味，即可食用。

药粥：将银耳等与米共煮，熬制成粥服用，尤其适用于阴虚体质兼有脾胃虚弱者。如干银耳 6 克，清水浸泡，洗净，大枣 10 个，清水冲洗，然后取糯米 60 克，淘洗干净，加水放入大枣，上火烧开再放入银耳，转用小火熬煮，并不时搅动，待米粒开花时，调入冰糖 90 克，即可服食，有滋阴生津、益气养胃、补脑强心作用。

膏饮：为纯银耳加冰糖炖煮而成，或者与其他补剂配合，可用于一般滋补，也可作为补药应用。如银耳 6 克，泡发，加水、冰糖适量，共炖，早晨或睡前服用，有滋补强壮作用。又如银耳 6 克，百合 9 克，沙参 9 克，冰糖适量，炖煮服用，适用于阴虚肺燥。

（8）秋日宜喝养生粥

经过炎夏酷热天气的消耗，加上人们频喝冷饮，多有脾胃功能减弱的现象。而秋季进补又是老百姓的传统习惯。**如何能在不加重脾胃负担的同时又起到滋阴补益的效果？建议可以多喝些秋粥。**中医学认为，燥为秋之主气，稍不注意，人们便会受燥邪侵袭，出现口干舌燥、干咳无痰等燥热病症，适当食粥则能和胃健脾、润肺生津、养阴清燥。在煮粥时，适当加入梨、萝卜、芝麻等药食俱佳的食物，更具有益肺润燥之功效。秋季空气较凉，特别是昼夜温差大，稍不注意就会引起感冒。秋季感冒风热型的很少，多是由风寒引起，表现为发热、畏寒、无汗等症状。多食热粥，有发汗、祛风寒的作用，可以防治感冒。下面简单介绍几种粥的做法：

百合粥

　　取大米 250 克，百合 50 克，加水煮粥，再加 100 克白糖搅匀即可。百合具有润肺、清心安神和润燥止咳之功效。

莲子粥

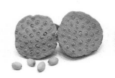

　　莲子 50 克（在清水中泡 4 小时），大米 250 克，加水煮粥，凉后加入适量冰糖。莲子既能祛暑，又能益脾养心。

山药粥

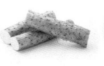

　　取山药 200 克切成小块，加大米适量煮粥，凉后加入适量蜂蜜即可食用。山药具有温补脾胃，不燥不热的特点。

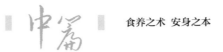

藕粥

　　将藕节切成小块，加大米适量煮粥，再加白糖适量即可。藕具有清热生津、开胃健脾和补血活血的功效。

胡桃粥

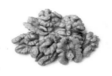

　　取胡桃 50 克，大米 250 克，加水煮粥，凉后加适量蜂蜜即可食用。胡桃既能补肾固精、温肺定喘，又能益气养血、清燥润肠。

红枣粥

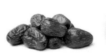

　　取红枣 50 克，白木耳 30 克，大米 300 克，加水煮粥，凉后放入适量冰糖即可。红枣、白木耳均具有滋阴润燥、益肺补气之功效。

南瓜粥

　　将南瓜切成块，加大米适量煮粥。南瓜具有润肺益气、降糖止痛的作用，尤其适合患糖尿病患者食用。

黑芝麻粥

取黑芝麻 25 克，糯米 250 克，加水煮粥，再放入白糖适量。黑芝麻具有补益肺脾之气、润肠通便之功效。

鲫鱼糯米粥

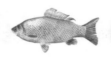

鲫鱼 1～2 条，糯米 30～45 克，姜片适量，煲粥服用。煮粥时最好将纱布缝成袋状，把鲫鱼装入与糯米同煮，以免鱼骨掉进粥里。糯米能补中益气、缓中和胃；鲫鱼有和胃实肠、通阴利水之功用。该粥尤其适合脾虚食欲缺乏、消瘦乏力者。

莲子猪骨粥

猪骨入水大火烧滚，倒掉水，洗净猪骨上残留的泡沫，抹干水分后用盐和五香粉腌过夜。冲净猪骨上的香料后，加入大米 100 克、莲子 50 克、干贝 4 粒同煮。此粥补中养神、健脾开胃，心烦不眠者尤其适宜。

国医大师颜正华：益寿延年从科学养生开始

马烈光 教授 雅属

寿安

仁获

於以

元岁

黎赢

拯济

甲午之春 颜正华书

颜正华，1920年出生，北京中医药大学主任医师、教授、博士研究生导师、国医大师、全国老中医药专家学术经验继承工作指导老师、首都国医名师，国家级非物质文化遗产传统医药项目代表性传承人。

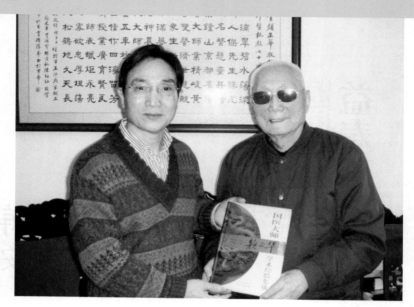

马烈光与颜老

马烈光：

虽然肾是先天之本，但脾也是后天之本，在您看来，在二者的养护上是否又有轻重的区分？

颜正华：

我认为这不能一概而论，主要要因人而异，酌情而定。对于健康人来说，若先天禀赋充足，肾气不衰，当以顾护脾胃为要，与临床诊治疾病一样，将顾护脾胃贯穿于日常养护保健的始终。若先天禀赋不足，神气衰惫，当以顾护肾脏为要，以补先天之不足；同时还要注意顾护脾胃，以求通过调补后天而充实先天。对于患病者来说，当以养护脾胃为要。我认为，许多病患者原本脾胃被伤，若养护保健特别是饮食调养不当，势必会再伤脾胃，加重脾胃功能的失调，影响人体对饮食及药物的消化吸收，更会降低药物治疗与康复的效果。只有将顾护脾胃放在养生的首位，通过养护患者的脾胃，才能使其脾胃功能早日恢复强健，治愈疾病、康复身体也就有了希望。

马烈光：

中医常常反对千篇一律地采用一种养生法，而是针对各自的不同体质、证候与影响健康的危险因素，有的放矢地采用相应的养生法，也就是辨体识证，审因施养。那在你看来，这八个字具体而言又是什么意思？

颜正华：

所谓辨体，即辨识体质；所谓识证，即辨识证候。前者是针对无疾的健康者而言，后者是针对已患疾病特别是慢性疾病者而言。至于审因施养，即指养生者要力争做到了解自己的体质或影响健康的因素，并在此基础上选择适宜的方法进行养生。这是中医养生的又一重要原则，对指导我们的养生意义重大。

4 冬季食养如何吃

　　冬三月是指立冬后的十月，大雪后的十一月和小寒后的十二月。在我国，入冬进补，已成习俗，**这是因为冬天气温低，人体代谢相应下降，精气封藏，服用补药补品，有利于吸收储存，对身体健康最为有利。**许多人经过几个冬季的调补，确有良好的效果。由于各人的体质不同、年龄有别，在食补中也有宜有忌，应当灵活掌握。如阳虚体质，在饮食中以温补为宜；气虚体质，要多食补气食品；血虚体质，又要以养血为主等。有的地区在冬令进补之前，有先作引补的习惯。所谓引补又称底补，就是先打好基础后再补。先调理好脾胃功能，在此基础上，再服补药补品，可增加滋补效力，不会发生虚不受补的情况。

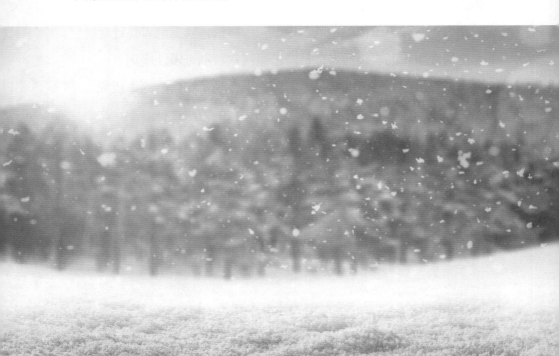

（1）冬季食养大原则

①**食养目的是保温、御寒和防燥**。冬季，人们要注意多补充热量较高的食物，增加热能的供给，以提高机体对低温的耐受力，这样的食物包括糖类、脂肪、蛋白质，其中尤其应考虑补充富含优质蛋白质的食物，如瘦肉、鸡鸭肉、鸡蛋、鱼、牛奶、豆制品等。

②**多补充含蛋氨酸和无机盐的食物，以提高机体御寒能力**。蛋氨酸通过转移作用可提供一系列耐寒适应所必需的甲基，能帮助人体新陈代谢释放热量，提高耐寒能力。因此，在冬季应多摄取含蛋氨酸较多的食物，如芝麻、葵花子、酵母、乳制品、叶类蔬菜等。另外，医学研究表明，人怕冷与饮食中无机盐缺少很有关系。所以冬季应多摄取含根茎的蔬菜，如胡萝卜、百合、山芋、藕及青菜、大白菜等，因为蔬菜的根茎里所含无机盐较多。钙在人体内含量的多少可直接影响人体心肌、血管及肌肉的伸缩性和兴奋性，补充钙也可提高机体御寒性。含钙较多的食物有：牛奶、豆制品、虾皮、海带、发菜、芝麻酱等。

③**多吃些富含维生素 B_2、维生素 A、维生素 C 的食物，以防口角炎、唇炎、舌炎等疾病的发生**。寒冷气候使人体氧化功能加强，机体维生素代谢也发生了明显变化，容易出现诸如皮肤干燥、皲裂和口角炎、唇炎等症，所以在饮食中要及时补充维生素 B_2。维生素 B_2 主要存在于动物肝脏、鸡蛋、牛奶、豆类等食物中；富含维生素 A 的食物则包括动物肝脏、胡萝卜、南瓜、红心红薯等食物；维生素 C 主要存在于新鲜蔬菜和水果中。

（2）冬季适宜食物介绍

羊肉

　　性温，味甘，能助元阳、补精血、益虚劳，有暖中补虚、开胃健脾的功用，是冬季最好的滋补强壮食品。羊肉蛋白质含量较高，脂肪比牛肉略多，胆固醇含量低，这对体虚胃寒、阳虚怕冷、四肢欠温，以及慢性气管炎咳喘、肺结核咯血、产后气血两虚、贫血等虚寒体质，颇有裨益。汉代医家张仲景创制的"当归生姜羊肉汤"，就是流传至今的温补气血名方，确实有很好的效果。

牛肉

　　性温，味甘，有补中益气、滋养脾胃、强筋健骨的作用。牛肉含丰富的蛋白质，其中含必需氨基酸甚多，而脂肪较少，胆固醇含量也不高。因此，中、老年人体质较差者，可在冬季经常吃些牛肉。尤其是对脾虚久泻甚至脱肛、面浮足肿、脉象虚弱的人更为适宜。古有"霞天膏"治脾虚久泻，就是用黄牛肉熬制而成。凡是慢性腹泻的人，入冬后用黄牛肉煮浓汁喝，有健脾止泻之功。

大枣

有红枣和黑枣之分，均为强壮滋补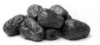食品，且性味甘温，具有养血益气、补脾健胃、生津止渴、强壮体力等功效。入冬以后，宜常用大枣煨烂后食用，或配合莲子、银耳，或是山药等煨食，有很好的调养补益效果。

莲子

有滋养、安神、益气、补虚等功用，也是冬令进补佳品。中医认为，莲子的特点是既能滋补，又能固涩，尤其是对中老年人的心悸、失眠、体虚、遗精、多尿、慢性腹泻、妇人白带过多者，冬季常食，更为适宜。

白酒

冬令气温低，喝少许酒能促进血液循环，疏通经络。《本草拾遗》记载："酒，通血脉，厚肠胃，润皮肤，散湿气。"因此，许多人每到冬季喜饮用一些补酒是有道理的，还可以在酒中加入一些补益强壮的人参、鹿茸、海马、杜仲、肉桂、枸杞子之类的食物，泡成药酒饮用，能增强温补健身的功效。

人参

性温，有大补元气的作用。在民间，入冬进补，人参是首选，中医称之为补虚扶正要药，尤其是阳虚、脾虚、肺虚、气虚之人，服之更好。

黄芪

性温，味甘，古代医家称之为"补气诸药之最""能补五脏诸虚"。入冬以后，很多人喜欢用黄芪煨老母鸡来进补，的确有很好的补虚强身作用。《得配本草》认为："肌表之气，补宜黄芪，五内之气，补宜人参。"因为黄芪有益气固表的功用，尤其是对体虚动辄易患感冒者，最为适合。

肉桂

俗称桂皮，性热，味辛甘，有补元阳、暖脾胃、除积冷、通血脉、益命门之火的功效。阳虚怕冷，四肢不温，或脾胃虚寒，慢性腹泻之人，入冬以后，经常在烧菜时加些桂皮，或用桂皮作香料调味，都很适宜。

此外，冬三月还宜常吃芝麻、牛肚、羊肚、羊骨、鸡肉、蛇肉、鱼肉、栗子、花生、百合、木耳、燕窝、羊奶、豆浆、胡椒、砂仁、冬虫夏草、蛤蚧等。

（3）冬食羊肉强身固本

冬天来临，天寒地冻，被寒风吹得缩手缩脚的人们越来越热衷于美味的羊肉，民间有"冬至到，羊肉俏"之说，都认为羊肉能助阳御寒且营养丰富，冬季是吃羊肉进补的最佳季节，如果将羊肉与某些药物合并制成药膳，则健身治病的功效更高。

中医学认为羊肉性味甘温，入脾、肾二经，具有益气补虚、温中暖下的功效，所以能治疗阳气不足，虚劳寒冷等症。羊浑身是宝，羊心补心助眠；羊肝是明目的良药；羊肾能补肾气、益精髓，治耳聋、遗精、肾亏阳痿诸症；羊胃补肺气；羊血可止血祛痰；羊脊髓利血脉，益精气，泽皮毛，是人们寒冬用来御寒的一种传统食品，冬天进补羊肉对身体大有益处。现代科学研究表明，羊肉富含蛋白质、脂肪、维生素及钙、铁、磷等多种营养物质，是肺结核、咳嗽、气管炎、哮喘、贫血、产后气血两虚、肾亏阳痿患者及体质虚弱者和老人的滋补佳品。

食羊肉的方法有多种，炒、蒸、煮、涮等均可。这里向您推荐几款羊肉烹调制作方法：

①羊肉 200 克，生姜 30 克，当归 15 克，葱白 10 克共煮汤，熟后加入食盐等调料，喝汤吃肉，可防治虚冷反胃、感冒、寒疝。

②取羊肉 500 克，生姜 25 克，党参、黄芪各 30 克，当归 20 克同煮汤。喝汤食肉，可防治营养不良、气血虚弱、低热多汗、手

足冷。

③羊肉 150 克，粳米 100 克，生姜 5 片共煮粥，米熟后加入油、盐调味食用。可补肾强精，对体虚怕冷、腿软腰酸、月经不调、血虚痛经者非常适合。

④羊肉 1000 克，当归、甘草各 10 克，桂皮、八角、盐、生姜、水适量，文火焖熟。是上好的冬令补品，又防治体虚怕冷、风寒咳嗽、腰酸腿软、小便频数。

⑤羊肉适量加生姜、茴香、肉桂、蔻仁等调料。煮熟切片食用，能补益脾肾，增进消化功能。

⑥羊肉 250 克煮烂，再加入鲜怀山药 500 克、糯米 250 克共煮成粥。早晚各吃 1 次，可防治大便稀溏、食欲不佳、腰酸尿频、体弱畏寒。

（4）吃羊肉也有讲究

合理搭配。羊肉性温热，常吃容易上火。因此，吃羊肉时要注意合理搭配。

- 吃羊肉时要搭配凉性和甘平性的蔬菜，能起到清凉、解毒、去火的作用，凉性蔬菜一般有冬瓜、丝瓜、菠菜、白菜、金针菇、蘑菇、茭白、笋等。

- 吃羊肉时最好搭配豆腐，它不仅能补充多种微量元素，其中的石膏还能起到清热泻火、除烦、止渴的作用。

- 羊肉和萝卜做成一道菜，则能充分发挥萝卜性凉，可消积滞、化痰热的作用。

从中医食疗学的角度看，只有辨证食用羊肉，才能达到强身健体、滋补羸弱、御寒生阳的效果。而羊肉所适宜者大多以阳气虚衰为主，阳气虚衰指的是全身或某一内脏功能衰退，热能不足所表现出的证候，在食用时可以根据不同脏器表现出的阳气虚证，选择不同的羊肉食用搭配方法。

羊肉炖吃最营养。羊肉经过炖制以后，更加熟烂、鲜嫩，易于消化。**煮过肉的汤是滋补身体的佳品。而且，如果在炖的时候再加上合适的中药或营养上能起到互补作用的食品，滋补作用会更大。**如当归羊肉汤、枸杞羊肉汤、黄芪羊肉汤、羊肉萝卜汤、羊肉豆腐汤、猪蹄羊肉汤等。另外，羊肉有较大膻味，若1000克羊肉加10克甘草，加生姜、料酒适量，共烧煮一下，便能消除其膻味。

羊肉并非人人都可吃。因羊肉性甘温，**民间称之为"发物"，有的人进食后易引起某些疾病复发或加重病情。**羊肉含有较多的蛋白质、脂肪等，食后不易分解、吸收、排泄，慢性肝病病人食后病情容易复发或加重。另外，传染病早期、高血压、疮疖、痰火、实邪热证等患者、肝气旺盛的人，也不宜吃羊肉，不然易引起不良反应，使病情加重。

没有熟透的涮羊肉不宜吃。涮羊肉能够较好地保存羊肉中的活性营养成分，**但应注意选用的肉片越新鲜越好，要切得薄一些，在沸腾的锅内烫 1 分钟左右，肉的颜色由鲜红变成灰白才可以吃，时间不宜太短。**因为涮羊肉虽然鲜嫩可口，风味别致，却不易熟透，若吃了半生不熟的羊肉，未能完全杀死肉片中的细菌和寄生虫虫卵，很容易引起旋毛虫病，危害身体健康。同时注意不混用生熟羊肉的餐具，火锅汤中温度要高，最好一直处于沸腾状态。

涮羊肉的汤不宜喝。有很多人认为涮羊肉的汤营养丰富，实际恰恰相反，吃涮羊肉一般要一个小时以上，这期间，配料、没捞出来的羊肉等很多食物在高温中长时间混合煮沸，彼此间会发生化学反应。研究证明，这些食品反应后产生的物质对人身体不仅没有益处，甚至还会导致一些疾病的发生。

食羊肉后不宜马上喝茶。茶中含有较多的鞣酸，羊肉中含有丰富的蛋白质，若吃完羊肉立即喝茶，茶中的鞣酸会同羊肉中的蛋白质形成鞣酸蛋白凝固物，让肠蠕动减弱，引起排便不畅，容易导致便秘。

少吃烤羊肉串为好。街头的烤羊肉串以它独特的风味备受人们的青睐，但烤羊肉串吃得多有害于身体健康。因羊肉串是用炭火熏烤而成，烤制过程中产生的煤焦油等是极强的致癌物，容易附着在羊肉上。国内外科学家实验证明，经常吃炭火熏烤的油脂性食物，易引起消化道肿瘤。

喜食羊肉应适可而止。羊肉甘温大热，过多食用会促使一些疾病的病情发展。另外，蛋白质和脂肪大量摄入后，因肝脏有病不能全部有效地完成氧化、分解、吸收等代谢功能，而加重肝脏负担，可导致发病；经常口舌糜烂、眼睛红、口苦、烦躁、咽喉干痛、齿龈肿痛者及腹泻者均不适合多吃。

羊肉反菖蒲、半夏，也不宜与醋、南瓜同食。羊肉大热，醋性甘温，与酒性相近，两物同煮，易生火动血，因此羊肉汤中不宜加醋。

（5）冬食萝卜，赛补人参

萝卜物美价廉，营养丰富，且能疗疾祛病，被人们称誉为"小人参"。在冬春水果和蔬菜的淡季，多吃些萝卜，有助于健康。萝卜也称莱菔、菜头、芦菔、萝白、紫菘、温菘等，祖国大地广为栽种。

相传三国时曹操领兵南下，兵丁人等多患瘟疫，危难时候百姓送来萝卜终得解脱。还传说唐朝女皇武则天吃了洛阳的萝卜菜后非常高兴，定为宫廷筵席的第一道菜，流传后世称为"洛阳燕菜"。民间把萝卜当成看家菜，有"冬令萝卜小人参"和"冬吃萝卜夏吃姜"之说。

萝卜品种繁多，如白萝卜、红萝卜、

青萝卜等，但民间俗称的黄萝卜（胡萝卜）不在此列。萝卜味甘辛，因品种不同，其性凉、性温各有其说，入脾、胃、肺经，有下气宽中除胀、消积导滞、定喘、止咳化痰、利大小便和清热解毒等功能。萝卜中所含萝卜素即维生素 A，可促使血红素增加，提高血液浓度。萝卜含芥子油和粗纤维，可促进胃肠蠕动，推动大便排出。医学研究发现，常吃萝卜可降低血脂、软化血管、稳定血压，预防冠心病、动脉硬化、胆石症等疾病。所以常吃、多吃萝卜对人类健康是有益的。实践证明，萝卜还具有防癌、抗癌的功能，美国及日本医学界报道，萝卜中的维生素 A 可使已经形成的癌细胞重新转化为正常细胞。萝卜含有一种淀粉酶，能分解食物中的亚硝胺，可大大减少该物质的致癌作用。萝卜中有较多的木质素，能使体内的巨细胞吞吃癌细胞的活力提高 2 ~ 4 倍。

（6）萝卜食养方举例

①萝卜 500 克，切片，加水 1000 毫升，煮至 500 毫升，每日一次或隔日一次食用。对保持大便通畅很有效。

②萝卜 200 克，捣碎，加蜂蜜 3 匙，水适量，煎煮至萝卜烂熟，再加生姜汁数滴，缓缓嚼咽，能促进消化，润肠通便。

③取猪肺 250 克，萝卜 20 克，杏仁 9 克，大料少量。将猪肺和萝卜切好，杏仁去皮，同大料一起放于砂锅中，上火煮至烂熟，加入食盐调味，即可食用，能补肺宽胸，清洁呼吸道。

　　值得注意的是，萝卜为寒凉蔬菜，阴盛偏寒体质者、脾胃虚寒者等不宜多食；胃及十二指肠溃疡、慢性胃炎、单纯甲状腺肿、先兆流产、子宫脱垂等患者忌食萝卜；萝卜与橘子同食会引起甲状腺肿大，故被列为禁忌。

（7）冬三月，食核桃

　　冬天是核桃大量上市的季节。冬季常吃核桃，非常有益于健康。核桃又名胡桃，在我国有"长寿果"之称，中医认为，其性甘、温，无毒，有补气养血，益精气，润燥化痰，温肺润肠的作用，是当之无愧的"干果之王"。《本草纲目》指出："核桃补气养血，润燥化痰，益命门，利三焦，温肺润肠，治虚寒喘嗽、腰脚重痛、心腹疝痛、血痢肠风、散肿毒、发痘疮。"药理学研究发现，核桃的营养价值极高，核桃仁中饱含脂肪、蛋白质、维生素、碳水化合物、多种常量和微量元素、胡萝卜素、纤维素等人体所需的有益物质。其产热量为粮食和瘦肉的 2 倍，尤其有 4 种物质不仅含量充裕，且易被吸收，为其他干果所不及。核桃内含脂肪油，主要成分亚油酸甘油酯、亚麻酸等，对保持心血管健康，防治动脉硬化，延缓衰老有特殊意义；其果仁内的磷含量非常高，能促进神经细胞活力，对脑神经十分有益。

- 核桃一般取核桃仁生食或小火煨熟后服用，可以佐餐服用，或睡前单独服用。

- 凡是身体虚弱的，每天早晚各吃 1～2 个核桃仁，可起到滋补保健作用。

- 若老年人夜间尿频，可以将核桃仁煨熟，睡前就少量咸菜或温酒服下。

- 若老人咳喘，可以取核桃仁、杏仁、生姜各一两，研成膏，加入炼蜜少许，和成弹丸大小，睡前就姜汤服下。

- 若冬季常便秘者，可用核桃仁 60 克，黑芝麻 30 克，共捣烂，每早 1 匙，温开水送服，有良效。

虽然核桃仁既是美味的食品，又是治病的良药，真可谓"医食两用"，但由于古人认为过多食用核桃会生痰动火，所以不能无节制地吃核桃。另外，泄泻不停的人、有痰火积热或阴虚火旺的人都不适合吃核桃。

5 进补十忌

一忌真假不分。本来是虚证但有实证表现，如误认为实证而用了泻药，会使人虚脱，甚至丧生；如果是实证而有虚证表现，误用了补药，反增加病邪威力，使病情加重。

二忌补不对证。如阴虚的人，用了人参、当归、鹿茸膏，反而更加消耗阴津；阳气不足的人，用了白芍、熟地、枸杞子等补阴血药，反而损伤脾肾阳气。

三忌药不对路。如老年慢支气管炎，日久会出现肺阴不足现象，宜用西洋参、沙参益气养阴清热；若自服红参，偏于甘温，反而使邪气死灰复燃，病情加重。

四忌轻病重补。各种补药，应从小量开始，不可骤然采用较大剂量，如鹿茸为著名补阳药，能够补精助阳，但服用过多就会有鼻子流血、眼红、头晕等上火症状。

五忌滋腻太过。老年人多脾虚，消化能力弱，如用多了熟地黄、鹿角胶、阿胶、当归、龙眼肉等，由于过于滋腻，反而使脾胃消化能力更弱，饭量减少，甚至出现腹胀、腹泻等症状。

六忌不知时间。中医认为人体的生理活动，同自然四季的春生、夏长、秋收、冬藏等变化，有一定的有机联系，所以进补时间一般宜在冬季。因为这时人的皮肤肌腠比较致密，有利于体内精气的收敛与潜藏，从而使体质得到增强，起到扶正固本的作用，但在感冒、发热、腹泻、消化不良等情况下，应暂停进补，以防补药不分敌我，连带邪气一同资助，而延长病程。

七忌不懂方法。要使补品发挥最大作用，方法十分重要。例如人参最好小量蒸服或嚼服；鹿茸应研末吞服或入丸散剂服；补肾丸应淡盐汤送下等。根据补品的特性，而采取不同的服药方法，才能收到预期效果。

八忌无虚滥补。中医进补的原则是虚者补之。如果无虚滥补，不但白白消耗药品、浪费钱财，而且会扰乱人体脏腑的正常生理功能，甚至导致死亡。进补之前，必须明辨服药人的虚实，以免遭受无虚滥补的祸害。

九忌虚不受补。中医根据虚证不同特点，分为气虚、血虚、阴虚、阳虚，或气血同虚、阴阳两虚等不同类型。而虚不受补主要是指虚弱者进补之后，反而引起一系列不良反应。如阴虚火旺，进补助火；脾胃虚弱，进补助滞等。

　　十忌守药待康。身体虚弱有因先天不足，也有因后天失养，尤其是后者如饮食失调、情志不畅、房事过度等。因此，体虚除进补外，还须加强体育锻炼，保持良好的精神状态和生活习惯，不能仅仅依赖药物而完全忽视自身良好行为对虚证的调理作用。日常丰富多彩的社会生活，胜过高级的补品补药。

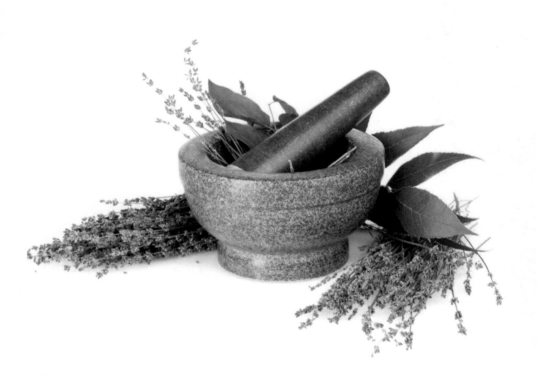

国学大师饶宗颐：

风正艺精 神怡寿长

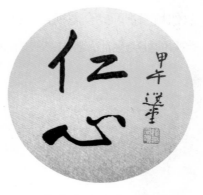

饶老为马烈光题词

饶宗颐，1917年生于广东潮安，字固庵、伯濂、伯子，号选堂，是享誉海内外的学界泰斗和书画大师。他在传统经史研究、考古、宗教、哲学、艺术、文献以及近东文科等多个学科领域均有重要贡献，在当代国际汉学界享有崇高声望。

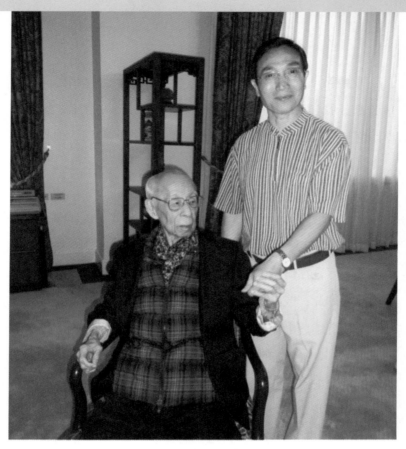

马烈光与饶老

　　拜见饶老时，因为饶老声音低沉，又操闽南语，有些话难以听懂，但是饶老的动作还是让我明白了许多。我特意向饶老请教养生问题，饶老以手指心，我顿时明白，就问："您是指养生重在修心吧？"饶老点头称是。我接着说："饶老啊，养生重在修心，也难在修心啊！"饶老伸出大拇指，表示十分同意。

　　之前，也曾有其他人问及饶老的养生之道，他说，"我对自己的身体很珍重！珍重，就是做学问时，我完全投入，疲倦了，我会停止；吃东西，饱了就马上停止，自己克制自己。自14 岁起，我学'因是子静坐法'，早上会沐浴和静坐，然后散步，晚上 9 时必宽衣就寝"。再结合饶老一生的经历，他长寿的秘诀总结起来主要有三点。

其一，饶老在治学中深刻践行着"读万卷书，行万里路"。国内山川地域自不必说，他的足迹实已遍及世界，并在其中获得了乐趣。饶老曾说：行游天下最大的乐趣，就是我从书本上得知的东西，在所到的那个地方做了亲自的验证。我会满意地说，原来如此；或者是又受到新的启发，产生了新的疑问。回来后，就继续查书、研究，追寻问题的结论。可能因为我的求知欲太强了，经常忘我地走、忘我地想、忘我地读、忘我地追寻，但是我觉得这是一种极大的乐趣。

其二，饶老精擅书画，但中国书画的创作，很讲究一个"气"字。作画时，身姿、呼吸、心神都必须有法度，才能"一气周流"。用饶老的话来说，气不贯通，就好像一个人没有生命。写字、做学问，实际上是把一个人的生命都摆在里面，有"气"、有生命，才会源源不绝。而"气贯"就能神"定"，不受外界的干扰。更何况，饶老曾经长年修习气功定坐，养出了一身"浩然之气"。他也精研佛学，对佛学的"定"有着自己的理解。他说，佛教讲这个"定"，就是提倡心力的高度集中，培养定力，外出闲云野鹤，返家静如处子。多年来，他养成了一个宁静的心态，排除掉各种烦恼，保证了内心世界的干净和安定，并将这种"定"用在了作学问上。

其三，饶老淡泊名利，甚至时有童心显露。他认为，"和"表现了中华文化的最高理想，在科技领先的时代，更当发扬光大，以免把人沦为物质的俘虏。他对"名"更是看得很淡。有人将他与清末大学者龚自珍、王国维并提。他说，与他们二位比较，自不敢当，但我的好处是活得长命，龚自珍只活到49岁，王国维先生50岁，以他们50岁的成绩，和我多活几十年的成绩比较，是不够公平的；但龚自珍也的确"火气"大了一点，要不，可以更长命，成就更大；学问其实是积微之功，在于点滴之积累；人的生命如同蜡烛，烧得红红旺旺的，却很快熄灭，倒不如悠悠火苗更长久地燃烧来得经济。这其实也契合了养生宜"灯用小炷，节爱精神"的思想。

饶老身上充分体现着中华文化中的"君子"风骨，他是一位长寿的鸿儒，更是一位快乐的达人。与他的短暂面晤，是一次身心的愉快体验。最后，以饶老的《一剪梅·花外神仙》作结，让我们一同体味其中蕴含的一位年近百岁老人的养生情怀：

"荷叶田田水底天，看惯桑田，洗却尘缘。闲随秾艳共争妍，风也倏然，雨也恬然。雨过风生动水莲，笔下云烟，花外神仙。画中寻梦总无边，摊破云笺，题破涛笺。"

下篇

辨病施食
疗疾平疴

中医历来强调药食同源，药王孙思邈的《千金要方》中就曾经指出，正确的饮食能够祛除病邪而使身体健康，一个高明的医生，遇到疾病，应该首先考虑用食疗，如果食疗效果不好，然后才用药。在下篇中，我们将介绍常见病的食疗原则和方法，供大家参考。

1 发热食疗补热量

许多疾病都可以引起发热，由于人体在发汗散热的同时会丢失大量水分及盐分，因此，发热时最需要补充的是水，其次才是必要的营养物质。

- 此时的饮食原则首先是供给充足水分，饮食应以流质、半流质为主。

- 发热时胃肠道的消化与吸收功能减退，会发生营养消耗增加与消化功能减弱的矛盾，因此在补水充足同时应补充大量维生素，而热量及蛋白质则为其次。

- 为了促进食欲，可以在开水中加入带酸味的果汁，也可根据病人的喜好增加牛奶、豆浆、米汤；或给病人带咸味的汤汁如肉汤、菜汤等，这样也可增加维生素及无机盐的摄入量。

- 长期高热的病人体温增高 1 摄氏度消耗热能 10%，此时则应注意进食高蛋白、高热能、高维生素的食物，但也要注意在患者的消化吸收功能允许下，少量多次补充，即少吃多餐。

感冒发热，伴见流清涕、咳嗽、便秘腹胀纳差者可用：

萝卜姜枣汤

取白萝卜 8 片，姜 3 片，红枣 2 枚，置锅内，加水 1 碗，煮沸 20 分钟，去渣留汤。最后稍加蜂蜜或冰糖，再煮沸 5 分钟即可，趁热代茶频饮。

风寒感冒，恶寒发热无汗者可用：

葱白香菜汤

葱白、香菜各 15 克，洗净加水煎沸为汤，趁热顿服。

风热感冒，发热较高，微恶风寒，汗出不畅，鼻塞无涕，咽喉疼痛者可用：

桑姜薄荷饮

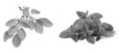

桑叶 9 克，薄荷 2 克，杨柳枝 5 克，生姜 3 片。用水煎开 5 分钟，代茶饮。

西医诊断的感染性发热，中医所说热毒所致的各种发热者可用：

国老三花茶

　　甘草 2 克，金银花 15 克，菊花 10 克，茉莉花 3 克，黄芩 2 克。放入茶杯中，沸水冲泡，焖泡 10～15 分钟即可，代茶饮用，可以疏风、清热、解毒。

气虚导致的反复发热者可用：

薤白鸡汤

　　鸡脯肉 100 克，薤白 30 粒，盐适量，熬汤服用，不仅能补充必需的蛋白质和营养物质，还能增强人体免疫力，促进康复。

② 咳嗽食疗分类型

　　咳嗽是呼吸系统疾病最常见病症，咳嗽患者的饮食宜忌至关重要，且应当分别对待，中医理论认为咳嗽一般分为外感咳嗽和内伤咳嗽，其证型分虚实，实证分为寒热两大类；虚证以阴虚常见，其次是气阴两虚。

　　寒证咳嗽，其饮食宜吃辛温散寒或化痰止咳的食品，如生姜、葱白、紫苏、芫荽、豆豉、白萝卜、杏子、金橘、佛手柑、橘饼、橘皮、鲤鱼等。

忌吃生冷黏糯滋腻之物，如柿子、薄荷、香蕉、李子、乌梅、石榴、橘子、梨、蚌肉、蚬肉、螃蟹、蛤蚧等，还应忌食味酸性凉的葡萄、橙子、猕猴桃、芒果、木瓜、枇杷、柿霜、罗汉果、生萝卜、生地瓜、西瓜、生黄瓜、生荸荠、薄荷、银花、菊花等，以及糯米、龙眼肉、大枣、白木耳、蜂蜜等。

热证咳嗽，宜吃具有清肺化痰止咳作用的食物，如：梨、罗汉果、柿子、枇杷、无花果、荸荠、萝卜汁、冬瓜、丝瓜、薄荷、胖大海、生藕、竹笋、马兰头、西瓜、鸭蛋、阳桃、发菜、茼蒿、青菜、羊栖菜、紫菜、芦根、蕺菜、海蜇、豆腐、白菊花、金银花等。

忌吃辛热黏滋补益之品，如龙眼肉、胡桃仁、樱桃、桃、狗肉、桂皮、胡椒、荜澄茄、荜拨、茴香等，以及忌食温热滋补食品，如牛肉、羊肉、狗肉、鹅肉、鸡肉、虾、大枣、糯米、荔枝、松子、栗子、洋葱、带鱼、鲂鱼、生姜、葱、人参、黄芪、黄精、冬虫夏草、紫河车、砂仁以及烟酒等。

阴虚燥咳，宜吃具有润肺生津止咳作用的物品，百合、甘蔗、豆浆、蜂蜜、饴糖、白木耳、柿霜、北沙参、海松子、花生、白砂糖、橄榄、榧子、燕窝、芝麻、黄精、石斛、柿饼、猪肉、阿胶、甜杏仁、鸭肉等。

忌吃香燥煎炸温热辛辣的食物，如橘皮、橘红、砂仁、桂皮，以及辣椒、胡椒、炒花生、炒葵花子、炒蚕豆、炒黄豆、爆米花、生姜及烟酒等（图13）。

风寒咳嗽，见咳嗽痰多、质稀色白，甚至喘促气逆者：

蜂蜜来福饮

白萝卜5片，生姜3片，橙广柑皮1／4切丝，大枣3枚，蜂蜜30克。开水焖泡10分钟，代茶饮。

阴虚燥咳，咽干咳嗽、痰少难咳，特别是入秋之后的干咳，伴大便秘结者：

百合蜜

百合60克，蜂蜜30克。将百合洗净晾干，与蜂蜜拌匀，入锅隔水蒸熟后服食，每日1剂，分3次服。

痰热咳嗽，痰黄稠、咽喉不利者：

荸荠百合羹

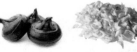

荸荠（马蹄）30克，百合1克，雪梨1个，冰糖适量。将荸荠洗净去皮捣烂，雪梨洗净连皮切碎去核，百合洗净后，三者混合加水煎煮后，加适量冰糖煮至熟烂汤稠，温热食用。

暴咳迁延不愈伤及肺阴，咽干痰黏难咳、气短乏力者：

川贝雪梨

雪梨或鸭梨1个，川贝母6克，冰糖20克。将梨从柄部切开，挖空去核，将川贝母研成粉末后，装入雪梨内，用牙签将柄部复原固定。放大碗中加入冰糖，加少量水，隔水蒸半小时，将蒸透的梨和其中的川贝母一起服食。

虚性咳嗽者：

核桃鸭子

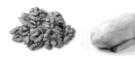

核桃仁200克，荸荠150克，老鸭1只，鸡肉泥100克，鸡蛋清1只。将鸭子置盆内，加葱、姜、味精少许，上笼蒸熟，取出晾凉后，去骨，切成块。将核桃仁、荸荠研切成碎末状，与鸡肉泥、鸡蛋清，加少许湿粉调成糊状；将糊淋在鸭膛上，下油锅炸酥，捞出、控油即成。佐餐食用。本膳有补肾温肺，化痰止咳的作用。适用于肾虚久咳，见咳痰清稀、喘促不宁，平常体弱多病，咳喘多在秋、冬加重者。但须注意，本膳食以补见长，若外感或咳嗽痰稠，或在发热期时均不宜选用。

③ 头痛食疗除紧张

　　头痛病人应准时用餐，省略或推迟用餐都可能引起肌肉紧张，而当血糖因缺乏食物补充而降低时，脑部的血管会收缩，而引起头痛；当过饥后进食，会使这些收缩的血管重新扩张，又会引发头痛。咖啡、巧克力、坚果类、小麦制品等是可引起头痛的食物，平常应注意观察，找出哪些食物会诱发自己的头痛。另外，近年的研究表明一些食物是不会引发头痛的，这些食物包括糙米、水果干、樱桃、杨梅、梨、梅子，煮过的绿色、黄色和橙色蔬菜、芦笋、青花菜、甜菜、绿叶菜类、生菜类、菠菜、豆荚、芋头等，因而是头痛者首选的食物。

　　风湿头痛，见头痛如裹，肢体乏力，食少胸闷者：

藿香荷叶粥

　　藿香 15 克，荷叶 30～50 克，白芷 5 克，粳米 100 克，冰糖适量。荷叶洗净，与藿香、白芷共煎取汁，粳米同煮为粥，调入冰糖，温服，每天 2 次。

神经性头痛由外感诱发者：

菜花汤

　　鲜花菜 60 克，鸡蛋 1 只，盐、香油、味精适量。将花菜洗净、切碎，蛋去壳、打散，加水适量，煎至剩 1 碗水时，去渣后，将打散后的鸡蛋放入汤内，加入香油、盐、味精，每天 2 次服用。

血管神经性头痛，由血虚伤风诱发者：

红糖川芎茶

　　川芎 15 克，绿茶 5 克，红糖适量，共放入瓦锅内，加清水一碗半，在文火上煎煮，剩 1 碗水时，去渣饮用。

阴虚阳亢头痛、头晕者：

桑荷鸡蛋汤

　　桑叶 3 张，荷叶 1 张，鸡蛋 2 个，加水适量同煮，蛋熟剥壳后再煮半小时，加适量红糖溶化，分 2 次食蛋饮汤。

气虚头痛，证见头痛绵绵，过劳益甚，神疲乏力者：

龙眼红枣茶

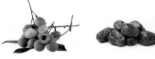

　　龙眼（连壳）50 克，红枣 50 克，加水同煮 2 小时，取汁，1 天分 2 次饮服，每天 1 剂。有益气和血等功效。

阳虚头痛，头脑空痛，伴眩晕耳鸣，遇寒冷痛增加，得温疼痛减少者：

人参核桃粥

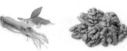

　　人参 5 克，核桃 3～8 个，粳米 100 克。人参洗净切片，砸开核桃取出核桃肉，两者与粳米同煮，先用大火煮开，再用文火煮 1 小时左右至粥熟，可加红糖适量，温热服食。

痰浊头痛，证见头痛昏蒙，多痰，胸闷恶心者：

加味橘皮粥

　　橘皮 15～20 克，山药 10 克，法半夏 10 克，天麻粉 5 克，粳米 100 克。先将橘皮、半夏煎取汁，去渣，然后下山药、天麻粉、粳米煮粥；或将橘皮晒干，与山药、半夏、天麻共研为细末，每次用 3～5 克调入已煮沸的稀粥中，再同煮为粥。

4 腹泻食疗辨证候

腹泻，属于中医"泄泻"范畴，是指排便次数增多，而且粪便稀薄，甚至泻出如水样，一般不带脓血，腹痛或有或无。无论急性腹泻或是慢性腹泻，都应尽可能地查明病因，以针对病因积极治疗，同时，注意饮食宜忌，分别腹泻类型而调理。中医通常将腹泻分为寒湿（风寒）型、湿热（暑湿）型、伤食型、脾虚型、阳虚型、肝脾不调型等。

- **寒湿（风寒）型泄泻者**，多因遭受了风寒或寒湿邪气，导致泄泻清稀便，伴有腹痛肠鸣，或肢体酸痛之症，宜吃温中散寒，祛风化湿的食品，忌吃生冷油腻，性寒黏糯之物。

- **湿热（暑湿）型泄泻者**，多发生于夏秋之际，表现为腹痛即泻，泻下臭秽，肛门有灼热感，粪色黄褐，心烦口渴，小便短赤，舌苔黄而厚腻，宜吃清热化湿或淡渗利湿之物，忌吃辛辣温燥、黏糯滋腻食品。

- **伤食型泄泻者**，多因宿食停滞，食物不化而腐败导致，表现为腹痛肠鸣，泻下粪便如臭鸡蛋味，泻后腹痛减轻，伴见痞闷嗳气，舌苔垢浊，宜吃消食化积导滞食品，或清淡之物，忌吃荤腥油腻、辛热温燥食品。

- **脾虚型泄泻者**，是因脾胃气虚，消化吸收功能薄弱导致，表现为大便时溏时泻，水谷不化，不思饮食，面色萎黄，神疲乏力，宜吃补气健脾食物，忌吃生冷伤胃、耗气破气之品。

- **阳虚型泄泻者**，多属脾肾阳虚，命门火衰，表现为黎明前肠鸣即泻，泻后则安，腹部畏寒，下肢常感寒冷，宜吃热性温暖食品，忌吃寒性生冷之物。

- **肝脾失调型泄泻者**，每遇愤怒，即发生腹痛泄泻，平时常有胸胁痞闷，嗳气食少，宜吃疏肝健脾之物，忌食荤腥油腻之品。

寒湿（风寒）泄泻者：

炮姜粥

炮姜6克，白术15克，八角茴香、花椒少许，粳米50克。将炮姜、白术、花椒、八角茴香装在纱布包里，放入锅中加水先煮20分钟，然后下粳米煮粥，每日1剂，分3次温服。

湿热（暑湿）腹泻者：

马齿苋葛根粥

马齿苋干品60克，葛根30克洗净，切碎，水煎10～20分钟，去渣，加入适量大米，煮成粥，少量频服。

腹泻属脾虚湿甚者：

化湿和中粥

　　白扁豆 20 克，山药 20 克，薏苡仁 10 克，与粳米 100 克同煮为粥，每日早晚温热服食。

脾肾阳衰，久泻不止，滑脱不禁者：

羊肉黄芪羹

　　羊肉 250 克，黄芪 15 克，乌梅 15 克，食盐少许。先将黄芪、乌梅入锅，加清水 1000 毫升，浸透，煎 20 分钟，去渣留汁，加入羊肉（切小块）、食盐，文火煮至肉烂能食，每日早、晚温热食肉喝汤。

中國四大國粹，中醫學居首位。余拜會過諸多名醫，若論融會貫通，觸類旁通；若談理論指導實踐，實踐驗證理論，神意相融而應用，可謂光君耳。

辛卯年秋 愚 朱鶴亭道號玄鶴子 敬題

道家养生大家朱鹤亭：

性命双修 医道同源

朱鹤亭道号玄鹤子，国际著名道家养生学家、中华医学家、食疗学家、玄学家、武学家。幼承家教，熟读四书五经，习医、武、堪舆，学道家养生学术。著有《中国秘传宝典》《养生之道锦囊》《养生益寿秘法》《道家养气生气功》《经络与运动医疗》《运程与养生》《生肖与养生》等书。

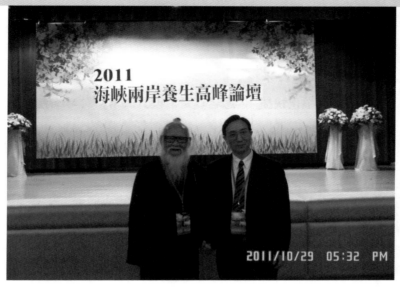

马烈光与朱老

马烈光：

早就听说您是养生大师，尤精道家养生术，这几日相处之中，发现您虽然近九十高龄，仍健步如飞，银髯飘拂，宽袖摆摆，恍如古之"列子御风"，没有半点老态，真可称得上是"却老而全形"的养生达者。能否请您首先谈一下在运动养生方面的心得，您是如何保养出这样老而不衰的好体格呢？

朱鹤亭：

这主要得益于长期的武术修炼，尤其是对道家养生功的修炼。家父在我少年时，就请了两位老师教我《周易》《黄帝内经》《本草纲目》等古籍经典，同时习医练武，学习道家养生术及风水堪舆知识。武术和道家养生术的习练，从我六岁开始，一直持续至今。几十载的坚持锻炼，我对武术和道家养生术有了更多理解，更有诸多感慨和赞叹。

马烈光：

"身手灵敏、举止快捷"，您老真是楷模。武术，对习练者有没有什么要求呢?

朱鹤亭：

首先，对人的身体有一定要求。以太极拳术为例，虽然它是防病防衰的良法益术，但是，患有肺气肿、肺癌、心力衰竭、肝硬化腹水、严重高血压、肾衰竭、血压低、美尼尔综合征、帕金森氏症、肝癌等患者，不宜习练。其次，需要有一定经济能力。常言道，穷文富武。穷者，寒窗苦读，以求闻达，自能有"书中自有黄金屋"的收获；富者，习武练功，拜师授徒，访友比武，样样事情，无不需要一定的经济基础，才能有所作为。最基本的来说，练拳，饮食为先，要吃饱、吃好；练武，兵械为要，须拥有刀、枪、剑、戟、斧、钺、钩、叉、铲、棍、鞭、锏、锤等。一美食，二器械，无不需要具有相当的物质基础。另外，还要有恒心，并要坚定和坚持练武的意义。

我幼年随父习套路，练器械，仅是学和仿，所以对家父所练的拳术、功法，所习的兵械、技艺，既不知其然，更不解其所以然。因而至今深知"学会三天，练好三年""欲学惊人艺，须下苦功夫"的习武道理，同时也明白了"学艺先识礼，习武先明德"的练武意义。这些都是有志于习武强身的朋友需当谨慎的。

马烈光：

您出身于道、武家庭，令尊又是崂山道士，请您谈一谈您对道家养生的心悟。

朱鹤亭：

道家，是主张"清静无为、养生益寿"的一种老庄学派。道家在悠久的中华民族历史中，对研究、传播养生学与养生术，起到了重要的促进作用。道家对人的精气神形、饮食起居、房事、疾病等理论，也皆合于养生益寿，所以道家习气练功、道饮、道膳、房中、服食药饵等，皆基于物质生活。

⑤ 失眠食疗调出入

失眠是以经常不易入睡为特征的一种病症，传统医学又称之为"不寐"。根据失眠的不同情况，中医通常将其分为心脾两虚、阴虚火旺、心胆气虚、肝胃不和 4 种类型，以心脾两虚和阴虚火旺两型最为多见。

- **心脾两虚的失眠**，表现为多梦易醒、心悸健忘、体倦神疲、饮食无味、面色少华、舌淡苔薄，适宜服用益气补血，养心健脾的食物。

- **阴虚火旺的失眠**，常常心烦不寐、头晕耳鸣、口干津少、五心烦热、舌红少苔，适宜服用生津养阴，清心降火的食品。

凡失眠之人，宜进食的食品有龙眼肉、大枣、银耳、灵芝、百合、金针菜、莲子、莲子心、桑葚、柏子仁、蜂王浆、蜂蜜、酸枣仁、猪心、黄鱼、小麦、芝麻、松子、山药、牡蛎肉、干贝、核桃肉、糯米、阿胶、水芹、菠菜、海带、海蜇，以及谷类、豆类、奶类、动物心脏、鱼类等；忌食浓茶、咖啡、香烟、辣椒、大葱、洋葱、大蒜、胡椒、桂皮、茴香、芥菜、花椒、海马、鹅肉等。

另外，中医认为"胃不和则卧不安"，所以要保证合理、有节制地进食，睡觉前不要吃得过多，更不要大量喝茶水。

各型失眠患者：

阴阳交泰法

　　中医认为失眠的根本原因即是阴阳出入失常，所以用这一方法调和阴阳以使人否极泰来。具体方法是，每日上午至午后3点之前，泡茶水频饮；傍晚7点之后用酸枣仁30克打碎水煎20分钟代茶饮。

心血亏虚失眠健忘者：

桑葚茉莉饮

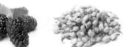

　　桑葚20克，百合20克，茉莉花5克。桑葚、百合浓煎，将沸汤倒入装茉莉花的容器中，加盖10分钟，即可饮用。每日1剂，傍晚后少量频服。

失眠属心脾两虚者：

双仁粥

　　酸枣仁、柏子仁各10克，红枣5枚，粳米100克。先煎酸枣仁、柏子仁、红枣，取汁去渣，同粳米煮粥，粥成调入红糖稍煮即可。每日1～2次，空腹温热食。

胆火犯胃，胆胃不和所致失眠，伴口苦心烦、嗳气吞酸者：

桑叶菖蒲饮

　　桑叶 10 克，石菖蒲 5 克，开水焖泡 10 分钟，代茶饮。

6 慢性气管炎食疗化痰湿

　　慢性支气管炎中医称之为"久咳"，多属"内伤咳嗽"范围，其病因病机大多为寒痰蕴肺，或称痰湿壅肺，或称寒饮伏肺，主要症状为咳嗽痰多，痰白而黏，或咳痰清稀，受凉即发，平素怕冷，四肢欠温，舌苔白腻。在用中西药治疗的同时，饮食调养也是一个重要的环节，饮食上应注意下列几个方面：

　　首先，饮食宜清淡、富含营养且易消化，勿过甜、过咸，要多进食豆制品和蛋白质含量高的精瘦肉。

　　其次，饮食宜温热，尽量不喝冷饮，特别应注意不喝人工配制的含气饮料。中医认为"形寒饮冷则伤肺"，说明多食冷饮对肺不利。

　　再者，忌食海鲜虾蟹、无鳞的鱼类、笋干、咸菜等，还要尽量避免进食刺激性的食物，如辣椒、胡椒、茴香等调料食品，某些伴有痰湿证候的患者还应忌食偏热性、易生痰的食物，如韭菜、大蒜、狗肉、荔枝、巧克力、花生等。平时应多吃新鲜蔬菜和维生素含量丰富的水果，如梨、橘子、苹果等。梨适合于患者内热较重，有大便干结症状者；患者如果脾胃虚弱，大便溏薄，则不宜多食。相反，苹果则适合于脾胃虚弱，大便溏薄者；对于长期便秘，大便干结的患者，应少食为佳。

另外，不宜进食含气和产气食物，如地瓜、土豆、韭菜及未加工的黄豆制品等，这些食物进入机体后，在消化过程中会产生大量的气体，在未排出前，会使胃肠胀气，横膈抬高，从而使肺活动受限，对慢支患者的康复不利。

咳嗽明显、痰少纳差的脾肺两虚患者：

百合粥

　　鲜百合 20 克，糯米 50 克，共煮粥，冰糖调服。

慢性支气管炎属寒证型，见咳痰清稀，形寒肢冷，动辄喘息者：

杏仁核桃糊

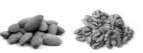

　　干姜 9~12 克，南杏仁 15 克，核桃肉 30 克，冰糖适量。将上 3 味捣烂，再加入冰糖，放入锅内熬成糊。每日 1 次，连服 15~20 日。

慢性支气管炎咳嗽明显，咽喉疼痛，咳痰不利者：

蜜枣甘草汤

蜜枣 8 枚，生甘草 6 克。

将蜜枣、生甘草加清水 2 碗，煎至 1 碗，去渣即成，饮服，每日 2 次。

咳喘伴见神疲乏力、腰膝酸软、动辄虚喘汗出、静则形寒的肺肾两虚型支气管炎患者：

虫草鸭

雄鸭一只，冬虫夏草 30 克，鸭去内脏、毛洗净，冬虫夏草放入鸭肚里，封口，再把鸭周身抹匀盐，腌 1 小时后上屉蒸熟，取出食用。

痰多，色黄绿或黄白，晨起明显者：

糖醋大蒜

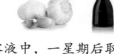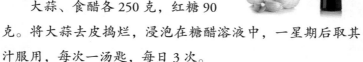

大蒜、食醋各 250 克，红糖 90 克。将大蒜去皮捣烂，浸泡在糖醋溶液中，一星期后取其汁服用，每次一汤匙，每日 3 次。

痰多而白，咳痰不利，纳差者：

冰糖炖鲜橙

鲜橙 1 个连皮切成 4 瓣，加冰糖 15 克，隔水炖半小时，连皮食用，早晚各 1 个。

咳嗽痰稠难咳，口干饮少，大便不爽者：

双瓜麦冬饮

　　冬瓜籽 20 克，丝瓜籽 20 克，麦冬 15 克，捣碎加水煎 20 分钟，代茶饮，每日 1 剂。

7 哮喘食疗分寒热

　　支气管哮喘是一种常见的发作性的呼吸道变态反应性疾病，以突然发作呼吸困难，数小时或数日后症状暂缓为其典型表现。中医认为，哮喘的发生，因体内素有痰饮内伏，再由外因诱发，根据病性不同分为寒哮与热哮两大类。

　　寒哮者，呼吸急促，喉中有痰鸣声，咳痰清稀而少，色白呈黏沫状，胸膈满闷如窒，面色晦滞带青，口不渴，或渴喜热饮，舌苔白滑，或兼有头痛恶寒，发热无汗之症；宜吃具有温肺、散寒、豁痰、利窍作用的温热性食品；忌吃生冷性寒、过咸之物和油腻海腥。

　　热哮者，呼吸急促，喉中有哮鸣音，但咳痰浊黄胶黏而稠，咳吐不顺，胸膈烦闷不安，面赤自汗，口渴喜饮，舌质红，苔黄腻，或兼有头痛，发热，有汗等症；宜吃性质寒凉，能清肺化痰的食品；忌吃辛辣温燥、性热上火、油煎炒爆之品，以及肥甘厚腻。

　　一切哮喘均禁忌烟酒及刺激性食物，忌容易引起过敏的食物，如鱼、虾、牛肉、牛奶、鸡蛋、公鸡肉、蜂蜜、巧克力、羊肉等，以免诱发疾病，但应经自身反复试验和观察，找到确实能引起过敏的食物，才实行忌口，不然禁食过多会影响体质。

　　热哮者：

豆腐菜菔煎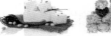

　　豆腐 500 克，麦芽糖 100 克，生白萝卜汁 1 杯，混合煮开，为一日量，分早晚 2 次服。

　　寒哮者：

白果煲鸡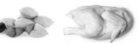

　　白果 150 克（去壳），嫩鸡肉 300 克，用猪油同炒熟，加入适量水、盐、味精、葱段，文火再煲半小时，即可食用。每日 3 次，在 1~2 日内服完。

　　寒哮发作者：

生姜椒目芥菜汤

　　鲜芥菜 50 克，椒目 3 克（捣碎），生姜 10 克，水煎开后 5 分钟服汤。

哮喘日久、反复发作的肾虚患者：

核桃人参炖猪肺

　　人参 10 克，核桃仁 30 克，生姜 15 克，猪肺 250 克，洗净猪肺，加水，放入核桃仁、生姜，炖熟。每日 3 次，在 1～2 日内服完。适用于在缓解期补益食疗。

8 肺结核食疗要滋阴

　　肺结核，中医称之为"肺痨""虚劳""痨瘵"，认为肺结核是因体质虚弱，元气不足，痨虫传染所致，病性属于本虚标实，本虚以阴精虚损为主，渐渐发展至气阴两虚；标实主要是虫毒痰火。因此在饮食上，本着"虚则补之"的原则，肺结核病人饮食宜忌如下：

　　宜吃滋阴养肺的食品，忌吃香燥伤阴耗气之物。

　　宜吃清淡益气食品，忌吃辛辣刺激性食物。

　　宜吃高蛋白营养滋补品，忌吃油腻熏炸之物。

　　宜吃新鲜乳类、禽蛋、瓜果和豆制品，忌吃烟酒、公鸡、羊肉等温热发病之物。

　　适宜食物包括：芝麻、蛤蚧、蚕蛹、阿胶、甲鱼、龟肉、蛤蚬、鳗鲡、鲅鱼、鳜鱼、紫河车、兔肉、冬虫夏草、大蒜、白果、燕麦、山药、百合、糯米、黄精、藕、梨、李子、香蕉、萝卜、胡萝卜、甘蔗、水煮花生、大枣、莲子、芡实、栗子、核桃、黄豆及其豆制品、马兰头、菊花脑、金针菜、白木耳、黑木耳、荸荠、各种新鲜绿色蔬菜、粳米、玉米、薏苡仁、白扁豆、赤小豆、眉豆、牛肉、牛奶、羊肝、羊奶、羊骨髓、鸭、鸡肝、猪肉、猪肺、乌骨鸡、泥鳅、青鱼、鲫鱼、乌鱼、鲢鱼、鳊鱼、海参、灵芝、沙参、西洋参、枸杞子、燕窝等。

忌食烟酒、辣椒、胡椒、茴香、肉桂、香椿头、洋葱、生姜、龙眼肉、公鸡、鹅肉、羊肉、狗肉、麻雀、红参等。

结核病的辅助食疗：

冰糖大蒜饮

大蒜 3 瓣（切片），冰糖 10 克，开水焖泡 10 分钟后代茶饮，蒜片嚼服，每日 1 剂。大蒜素有抗结核杆菌作用。

身体虚弱、肺虚咳嗽的肺结核患者：

冰糖黄精汤

黄精 30 克，冰糖 50 克。黄精用冷水泡发，加冰糖，用小火煎煮 1 小时即成。吃黄精，喝汤，每日 2 次。本方能滋阴润心肺。

肺结核咯血患者：

白及冰糖燕窝

　　取燕窝 10 克，白及 15 克。燕窝与白及同放砂锅内，加水适量，隔水炖烂，滤去渣，加冰糖适量，再炖片刻即成。每日服 1～2 次。本方能补肺养阴，止嗽止血。

阴虚咳嗽、喘促、低热、盗汗等症的肺结核患者：

贝母甲鱼

　　甲鱼 1 只，川贝母 5 克，鸡清汤 1000 毫升，料酒、盐、花椒、生姜、葱各适量。将甲鱼切块放入蒸皿中，加入鸡汤及上述调料，上蒸笼蒸 1 小时即成。佐餐，趁热食。本方能滋阴补肺。

气阴两虚型肺结核患者：

党参百合猪肺汤

　　党参 15 克，百合 30 克，猪肺 250 克。三物加水适量，文火煎煮，熟后调味，饮汤食猪肺，分 2 次服，每天 1 次，连服 15～20 天。本方补气润肺。

著名科普学家周孟璞：

以动求健，康乐养生

马烈光老友存念。

老年健康是个金，
游泳锻炼可达到。

周孟璞时年玖拾叁
2015年8月12日 于成都

周孟璞，1923 年 5 月 24 日出生于法国蒙彼利埃市，成都人，华侨，中共党员。编审、教授、高级工程师。曾为四川省科学技术出版社第一任社长，四川省科普作家协会第一至第四届全国理事、第二届常务理事、第五届顾问，被聘为四川省科技顾问团成员。现为世界华人科普作家协会名誉主席。在科普领域成果颇丰，编撰科普图书 13 部，发表科普研讨论文 40 余篇。是著名科普理论家、科普学主要奠基人、中国科普界标志性人物。

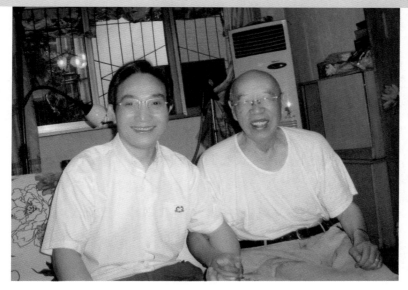

马烈光与周老

马烈光：

周老，前些年听说您著成《科普学》一书，让科普上升为一门学科，可谓科普巨匠。刚才又见识了您在会上的风采，90 多岁仍然身骨硬朗，声音洪亮，令人佩服和羡慕啊。一般九十岁的老人家，还真没有您这样的劲头，您在养生方面肯定有很多心得和密法吧？

周孟璞：

好的！我觉得，对于老人来说，首先要有一种养生的精神。人年龄虽老而意志不能衰老，孔子说过："发愤忘食，乐以忘忧，不知老之将至"；曹操在他所作的《龟虽寿》中云："老骥伏枥，志在千里，烈士暮年，壮心不已。"可见古人就有这种老而弥坚的精神。另外，延缓衰老可以为国家社会多做贡献；对自身来说，勤于用脑可以增强大脑的供血量，提高脑力活动效率。例如，被誉为中国"小麦之父"的金善宝教授，享寿 102 岁，他在出席全国第四届科技大会时已是 82 岁高龄了，但他戏称自己是 28 岁，他长寿的经验就是"不服老"。其实，很多长寿老人都不服老，"不知老之将至"。所以老人要养生，先要具备这种精神。别人给我总结过一个"三乐"养生，即助人为乐、知足常乐、奉献求乐。前面两个倒也罢了，"奉献求乐"我很赞成。对这个社会，我觉得自己还是作了一些贡献的，但是，总觉得做得不够，所以还要努力。虽然我早已到赋闲退养的年龄了，但我的脑子还够用，就在养生中工作，在工作中再为社会奉献一点余热吧。

9 冠心病食疗明宜忌

冠心病人，饮食上应做到六宜四忌。

一宜多食用豆制品之类的植物蛋白和淀粉类复合糖类，少吃单纯糖类，如果糖、蔗糖、蜜糖及乳糖等。

二宜多吃富含维生素 C 的食物，因维生素 C 可减少胆固醇在血液和组织中的蓄积。

三宜多吃高纤维素的食物，因食物纤维不易被人体胃肠道所消化，摄入高纤维食物后可改善大便习惯，增加排便量，使粪便中类固醇及时排出，从而起到降低血清胆固醇含量的作用。

四宜多吃水产海味食物，如海带、海蜇、淡菜、紫菜、海藻之类，这些海产品中都是优良蛋白质和不饱和脂肪酸，还含有各种无机盐，这类食物具有阻碍胆固醇在肠道内吸收的作用，中医认为这类食物具有软坚散结的效果，故经常食用，可以软化血管。

五宜吃低盐饮食，食盐中的钠能促使血压升高，而高血压对动脉粥样硬化及冠心病均可带来不利的影响。

六宜吃植物油，如豆油、菜油、花生油、麻油等。

一忌多吃高脂肪高胆固醇食物，不要多吃或常吃蛋黄、猪脑、动物内脏之类的物品。

二忌多食单糖食品，因单糖在体内可转化为脂肪而积存。

三忌吸烟喝酒，经常吸烟嗜酒往往是脂质代谢紊乱的诱因，可促进肝胆固醇的合成，引起血浆胆固醇及甘油三酯浓度的增高。

四忌饮食过多过饱，切勿暴饮暴食，防止体重增加而导致肥胖，因为肥胖者容易患动脉粥样硬化症。

冠心病简便食疗方：

心血瘀阻型冠心病者：

丹参饮

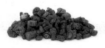

丹参 30 克，砂仁 6 克，红糖 20 克。将丹参与砂仁加水煎煮，去渣取汁，加入红糖搅匀。每日 1 剂，分 2 次服食。适合证见心胸阵痛，如刺如绞，固定不移，入夜为甚，舌质紫黯者。

寒凝心脉型冠心病者：

二姜葱白粥

姜 30 克，高良姜 30 克，葱白 50 克，大米 100 克。将干姜、高良姜装入纱袋内，与大米、葱白同煮作粥，粥熟去药袋，每日 1 剂，分 2 次服食。适合证见心胸痛如缩窄，遇寒发作，形寒肢冷，胸闷心悸，舌质淡苔白滑者。

痰浊内阻型冠心病者：

排浊饮

　　山楂 60 克，荷叶 30 克，薏苡仁 50 克，葱白 30 克，水煎取汁，每日 1 剂，分 3 次服食。适合证见心胸窒闷或如物压，气短喘促，胸闷脘痞，痰多口黏，舌苔浊腻者。

心气虚弱型冠心病者：

黄芪桃仁粥

　　黄芪 30 克，桃仁 20 克（打碎），大米 100 克。将黄芪、桃仁水煎取汁，与大米煮成粥。每日 1 剂，分 2 次服食。适合证见心胸隐痛，胸闷气短，动则喘息，心悸易汗，倦怠懒言，面色白者。

心肾阴虚型冠心病者：

首乌黑豆汤

　　何首乌 60 克、黑豆 100 克，将何首乌与黑豆同煮至豆熟，每日 1 剂，分 3 次服食。适合证见心胸隐痛，久发不愈，心悸盗汗，心烦少寐，腰酸膝软，耳鸣头晕，气短乏力者。

⑩ 心肌炎食疗扶阳气

　　心肌炎患者在饮食上要重视根据身体状况逐渐地进行温补,可吃如牛肉、羊肉、黄鳝、红枣、桂圆、荔枝等温性食物,体弱多病怕冷的女性常吃这类食品可助阳益气,改善怕冷的感觉,从而增强体质;食宜清淡,不宜吃过咸和油腻,以免加重心脏的负担;可多食葡萄糖、蔬菜、水果等。心肌炎患者应禁止饮酒;忌过于辛辣刺激之品,如葱、大蒜、洋葱、芥末、韭菜、生姜等;茶和咖啡中所含的茶碱和咖啡因对心脏有增加心肌做功,引起心肌耗氧量增加的作用,所以应禁饮咖啡和浓茶;急性心肌炎患者应忌腥膻之品,如橡皮鱼、鳜鱼、黄鱼、带鱼、鳝鱼、黑鱼、虾、蟹等,这类发物可助时邪疫气,酿痰生湿,瘀阻心络,从而加重心肌炎,不利疾病的康复。

　　心肌炎见到心悸气短、自汗、动则加剧者:

猪心小麦粥

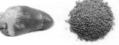

　　猪心1枚,小麦30克,大枣5枚,大米50克,调料适量。将猪心洗净、切片,调味勾芡备用;取小麦捣碎,大枣去核,同大米煮为稀粥,待沸后调入猪心片,煮至粥熟,调味服食。每日1剂,7天为1疗程。

心肌炎心悸自汗、气促胸闷、形寒肢冷、水肿尿少者：

参枣桂姜粥

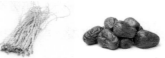

　　党参 10 克，大枣 5 枚，桂枝、干姜各 6 克，大米 50 克，牛奶及红糖适量。将诸药水煎取汁，同大米煮为稀粥，待熟时调入牛奶、红糖，再煮 1～2 沸即成。每日 2 剂，7 天为 1 疗程。

心肌炎心气不足所致的心悸、头晕、肢软乏力、记忆力减退者：

黄芪羊脑汤

　　黄芪 30 克，羊脑 1 具，调料适量。将羊脑去筋膜，黄芪布包，加清水适量同炖至羊脑熟后，去黄芪，调入食盐、味精、葱花、姜末，适量服食。

11 高血压食疗平肝阳

　　高血压是中老年人最为常见的疾病，高血压患者的饮食调治，可以说与药物治疗同等重要。中医学认为，高血压以肝肾阴虚为本，病程日久也可阴阳两虚；肝阳上亢、痰浊瘀阻为标。因此在饮食上要忌食肥甘厚味、燥热之品，而宜选择具有补益肝肾、平肝潜阳、化痰降浊之品，如：猕猴桃、香蕉、菠菜、芝麻、柿子、无花果、茼蒿、木耳、玉米、向日葵子、荸荠、芹菜、山楂、南瓜、海蜇等。从西医学来看，要严格控制食盐和高脂肪、高胆固醇食品的摄入量；多摄入优质的蛋白质食物和富含钾、镁、碘以及锌的食物：

- 优质的蛋白质食物以鱼、大豆或豆制品为代表。

- 富含钾的食物主要有柑橘、苹果、杏、红枣、葡萄、大豆、黑豆、菠菜、土豆、禽类、鱼和瘦肉等。

- 含镁高的食物主要有各种干豆类及鲜豆、苋菜、桂圆、豆芽等。

- 含碘高的食物主要有海鱼、海带、紫菜、淡菜、海蜇、菠菜、大白菜、玉米等。

- 含锌高的食物主要有瘦牛肉、瘦猪肉、肝脏、牡蛎、黄鱼、花生。

高血压简便食疗方：

高血压肝热、肝阳亢盛者：

桑叶荷叶粥

　　桑叶 10 克，新鲜荷叶 1 张，粳米 100 克，砂糖适量。先将桑叶、新鲜荷叶洗净煎汤，取汁去渣，加入粳米（洗净）同煮成粥，兑入砂糖调匀即可，供早晚餐温热服。适合证见目赤、眼胀、口苦、耳鸣目眩、心悸烦躁、失眠多梦者。

高血压烦躁易怒、口苦口干、便秘尿黄者：

芹菜粥

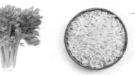

新鲜芹菜 60 克，粳米 50～100 克。将芹菜洗净切碎，与洗净的粳米同入砂锅内，加水 600 克左右，同煮为菜粥。每天早晚餐食。功能清热平肝，固肾利尿。

高血压见头晕目眩，颜面潮红、心悸烦躁、失眠多梦、口干纳差者：

沙麦葛根粥

沙参、麦冬各 15 克，葛根 60 克，粳米 60 克。将葛根、沙参、麦冬共浸一段时间，搅成浆，静止沉淀后取其粉，再晒干备用，每日将此粉 15 克加粳米熬粥服用。

12 消化性溃疡食疗少刺激

消化性溃疡主要发生在胃、十二指肠，其形成和发展与胃液的消化作用直接相关，所以溃疡病人与饮食的关系非常密切，合理的饮食非常重要。凡溃疡病人切忌暴饮暴食及不规则的进食，破坏胃液分泌的节律，应少吃多餐，既避免胃的负担过重，又可使胃中经常保持有适量的食物，以中和胃酸，减少胃酸对溃疡病灶的不良刺激。溃疡病人进食不宜过快，应细嚼慢咽，减少食物对消化道的机械性刺激，并能增加唾液的分泌，中和胃酸，同时注意进餐情绪，避免精神紧张，否则大脑皮质功能紊乱，胃酸分泌过多，对溃疡不利。

食物应少用或不用油煎、油炸，以免影响消化；忌食生、冷、硬、烫的食物。避免一切机械性和化学性对溃疡病灶的刺激，例如含粗纤维多的粗粮、芹菜、韭菜、藕、黄豆芽以及生拌、烟熏、腌腊等，强刺激胃酸分泌的浓肉汤、味精、香料、辣椒、咖喱、浓茶、浓咖啡和酒等。食品不宜过酸、过甜和过咸。宜进食软质的富含蛋白质、维生素和必需微量元素的食物。因蛋白质、维生素 C、钙、锌是修补组织，平复创伤不可缺少的物质，铁、铜、钴等元素均可治疗贫血；而维生素 B_1 可以改善食欲，促进糖的代谢，维生素 B_6 可以防止呕吐，调节胃的功能。不出血期间，可常食米粥、软面、豆浆、牛奶、奶油，因这些食物可减轻肠胃负担，减少胃肠蠕动和胃酸分泌。

溃疡证属胃寒或兼气滞者：

良附粥

　　良姜、香附各9克，水煎，滤汁去渣，加粳米100克及适量水，共煮成粥。1日内分2次服食。适合表现为遇冷则胃痛或加剧，得暖则痛减，嗳气频繁者。

溃疡反复不愈者：

白及粥

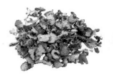

　　白及粉 15 克，糯米 100 克，大枣 5 枚，蜂蜜 25 克。用糯米、大枣、蜂蜜加水煮，至粥快熟时，将白及粉加入粥中，改用文火稍煮片刻，待粥汤黏稠即可。每日早晚餐温热食，具有养胃生肌之效。

证属气滞，胃脘胀痛，牵连两胁，嗳气频繁者：

砂仁橘皮粥

　　砂仁 5 克，橘皮 15 克，粳米 75 克。砂仁研为细末，与粳米、橘皮共煮成粥，顿服，每日 1 次。

证属胃火伤阴灼络，见到胃脘灼痛，舌红苔少，口干苦，溃疡渗血者：

旱莲藕节汤

　　旱莲草 50 克，莲藕 100 克，红枣 8 ~ 10 枚，加清水两碗煎熬成汤饮用。

世界针联主席王雪苔：

中华自然疗法与养生保健

王雪苔，1925 年生。历任中医研究院针灸研究所学术秘书室副主任、编审室副主任、文献资料研究室与医史研究室总负责人、针灸研究所所长，中国中医研究院副院长等职，兼任中国中医科学院资深研究员、学术委员会委员、世界针灸联合会终身名誉主席、中国针灸学会高级顾问等职。

马烈光：

中医养生更是贴近自然疗法，以饮食养生及食疗来说，可管窥之。随着现代科学的进步，生活内容与社会需要日益丰富，西方的饮食保健正面临着巨大的转变。专家们一致的看法是：食用高脂肪乳制食品须有节制，高纤维蔬菜则常食无妨；口腹之

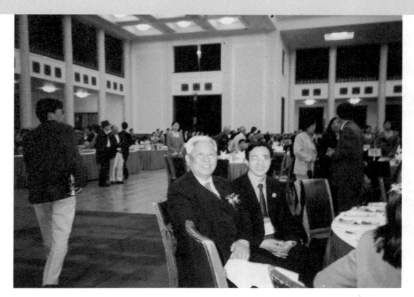

马烈光与王老

欲应迁就于营养健康而作出牺牲；食品选购以自然为佳，化学添加剂越少越好。在这种形势下，具有浓郁东方特色的中华饮食文化和中国保健食品正大踏步走向世界。

王雪苔：

"饮食回归自然"在全球的流行是一个重要的信息，预示着中国特色的中医食疗学及其密切联系、丰富多彩的自然疗法、饮食保健将加速发展，成为未来的热点。中医食疗学的学术思想和实践经验，是中医学的重要组成部分，是中华民族宝贵的科学文化遗产。中医食疗的重要特色是"医食同源"，将天然药物与自然食品熔为一炉，将药治与食疗浑然一体。

13 慢性胃炎食疗要全面

慢性胃炎病程较长，容易反复发作，所以日常饮食调养十分重要。进餐要做到定时、定量，进餐要细嚼慢咽，且心情要放松；少量多餐，可以避免胃胀或胃酸过多；饭后略做休息再开始工作，但要注意不要饭后就立即躺下休息。在饮食的选择方面，要注意食物的营养，多吃些高蛋白食物及高维生素食物，保证机体的各种营养素充足，防止贫血和营养不良，对贫血和营养不良者，应在饮食中增加富含蛋白质和血红素的食物，如瘦肉、鸡、鱼、肝、腰等内脏；深色的新鲜蔬菜及水果多为高维生素的食物，如绿叶蔬菜、西红柿、茄子、红枣等。注意饮食酸碱，当胃酸分泌过多时，可喝牛奶、豆浆、吃馒头或面包以中和胃酸；胃酸分泌减少者，可用浓的肉汤、鸡汤、带酸味的水果或果汁，以刺激胃液的分泌，帮助消化；萎缩性胃炎时，宜饮酸奶，既保护胃黏膜又增加胃中酸度，每餐前最好吃 2～3 个新鲜山楂，以刺激胃液的分泌。要避免引起腹部胀气和含纤维较多的食物，如豆类、豆制品、蔗糖、芹菜、韭菜等。

脾胃虚寒，症见胃脘隐痛，得温热减，喜揉按，食生冷之物则加重，食后饱胀，食欲减退者：

生姜羊肉粥

瘦羊肉 250 克，生姜 15 克，粳米 100 克。先将羊肉切成小薄块，加清水放入砂锅内煮烂，再放入大米，以中火煮成粥，待快熟时放入姜丝再煮片刻至熟，分 2 次食用，早晚服。

肝郁气滞，症见上腹部胀满，剑突尤甚，痛连胁肋，情绪激动时更为显著，常有嗳气，嗳气后感觉较舒服者：

佛手汤

　　佛手片 12 克，猪瘦肉（或去皮鸡肉）50 克，切碎，煮汤饮用，每日 1 剂，注意不宜久煮。

瘀血阻络，症见胃脘疼痛拒按，或痛如针刺，痛处固定，舌质带瘀点者：

三七藕汁炖鸡蛋

　　鸡蛋 1 个，打入碗中，加鲜藕汁 30 毫升及三七末 3 克，搅拌匀，置锅内隔水炖熟。1 日服食 1~2 次。

食滞胃脘，症见胃脘饱胀而痛，嗳腐吞酸，或吐不消化食物，吐后痛减者：

加味三仙粥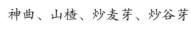

　　神曲、山楂、炒麦芽、炒谷芽各 12 克，橘皮 6 克，水煎，滤汁去渣，加粳米 100 克及适量水，共煮成粥，1 日内分 2 次服食。

14 慢性肝炎食疗重保肝

慢性肝炎的营养基本要求，以高热量、高蛋白、高维生素、低脂肪、易消化的食物为宜，膳食应有充分蛋白质和类脂质以保护肝细胞，使已坏死的细胞恢复和再生，如鸡、鸭、蛋类、牛奶、瘦肉、猪肝等，同时补充少量脂肪及适量的糖类，并要补充足量的维生素，如含有大量维生素的新鲜蔬菜和水果等；如胃纳不佳，除一般粮食外，部分糖类可用葡萄糖补充，并把食物适当切细煮软，以助消化。应禁止一切含酒精成分的饮料，酒精不仅能直接损害肝细胞，而且酒精进入人体，90% 以上在肝脏代谢而生成有毒性的乙醛，乙醛也损害肝细胞，所以患者一定要忌酒。慎服刺激性食品，如葱、蒜、韭、姜、椒等辛辣调味品，这些食物经蒸、煮、炒等烹调后可食，但不宜多。切忌暴饮暴食，每餐不宜食得过饱，古有"蚁食"之说，主张一不求多，二不求精的养生之道。并发肝硬化者还要忌吃生冷坚硬和粗糙纤维多、产气多以及过咸食品。

慢性肝炎简便食疗方：

慢性迁延性肝炎，黄疸指数反复不降，体质虚弱者：

水葫芦瘦猪肉汤

鲜水葫芦苞茎 100 克，猪瘦肉 50 克，取水葫芦去叶及根，用其苞茎，洗净，与猪瘦肉加水和食盐少许，煮熟透，食肉饮汤，连服 7 天为 1 个疗程。

慢性病毒性肝炎患者：

半枝莲骨头汤

半枝莲、茵陈、淫羊藿各 30 克，虎杖 24 克，土茯苓、当归各 20 克，柴胡、丹皮各 12 克，枳壳、竹茹各 15 克，甘草 6 克，鸡内金 9 克，黄芪 40 克，与猪骨 200 克共炖汤，每日 1 剂，水煎分 2 次服，连服 30 剂为 1 个疗程。

食欲减退、恶心、厌油、乏力腹胀为主的患者：

泥鳅炖豆腐

泥鳅 500 克，豆腐 250 克。泥鳅洗净去肠，煎熟后炖豆腐，每周 1～2 次，佐餐食用。

心烦易怒，胸闷喜叹息，腹胀嗳气，纳食不香者：

陈皮花生红枣汤

花生、红枣各 50 克，陈皮 6 克。诸药共煲烂，佐餐食用。

肝郁脾虚、纳差乏力、肝区不适为主者：

冬笋香菇汤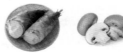

　　冬笋 250 克，香菇 50 克。

上述材料同放入锅内翻炒 20 分钟左右，再加汤、调料煮沸而成，佐餐食用。

15 尿路感染食疗利小便

　　泌尿系统的肾盂、输尿管、膀胱和尿道等部位发生的细菌性炎症，称为尿路感染，属中医"淋证""癃闭"范畴。由于尿路感染是因湿热下注致膀胱气化功能不利，故食宜清淡、易消化，宜吃富含水分、营养及维生素的食物，清淡的新鲜蔬菜水果，多饮水、喝汤，可以利尿；多吃具有清热、泻火、解毒、通淋作用的食品，如芹菜、苋菜、白茅根、蕺菜、马齿菜、啤酒花、金针菜、绿豆、玉米须、冬瓜、西瓜、猕猴桃、草莓、阳桃、菜瓜、田螺、菊花脑、发菜、马兰头、茼蒿、荸荠、赤小豆、枸杞子、薏苡仁、香蕉、兔肉、鲤鱼、黑鱼、蛙肉、蚌肉、金银花等；忌烟酒和辛辣刺激性食物，忌吃性热温补的食物，忌吃滋腻酸涩的食物，如辣椒、胡椒、茴香、桂皮、石榴、樱桃、杨梅、荔枝、龙眼肉、葡萄、木瓜、鹅肉、羊肉、狗肉、带鱼、黄鳝、人参、黄芪、紫河车、栗子等。

简便食疗方:

尿频、尿急、尿痛、小便黄赤、发热恶寒、腰痛、舌质红者:

灯心花苦瓜汤

　　灯心花6克,鲜苦瓜200克。苦瓜去瓤、核,同灯心花加水煎汤,喝汤,每天2次。

尿路感染,小便短赤、腰酸者:

黄花菜汤

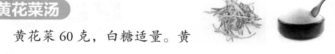

　　黄花菜60克,白糖适量。黄花菜、白糖,加水2碗,煎成1碗。每日1次,连服1周。

尿路感染,尿频、尿急、尿痛、小便黄赤、腰酸神疲者:

黄瓜瘦肉汤

　　黄瓜5条,猪瘦肉500克,切片,加水300毫升熬汁。吃肉喝汤,每天2次。

小便涩痛、尿黄、心烦不寐者：

丝瓜栀子汤

　　丝瓜 250 克，栀子 15 克，甘草 6 克。丝瓜切块，栀子、甘草装入纱袋，三味加水煎汤。喝汤吃瓜，每天 2 次。

尿频而短、浊如米泔、小便涩痛、头晕、腰痛、咽干口燥者：

淡菜汤

　　淡菜 10 克，冬瓜 200 克，猪瘦肉 50 克。淡菜洗净，冬瓜去皮，切小丁，与猪瘦肉同煮汤。吃肉喝汤，一天 2 次。

16 糖尿病食疗控热能

　　当前，我国糖尿病患者数量逐年增加，糖尿病越来越受到人们的重视，饮食控制是糖尿病的基础治疗之一，对于其饮食疗法有很多专著，在此，我们节其要点概述。

　　控制总热能是糖尿病饮食治疗的首要原则，摄入的热量能够维持正常体重或略低于理想体重为好，肥胖者必须减少热能摄入，消瘦者饮食可增加热量以适当增加体重。对于糖类，现在主张不要过严地控制，每日进食量可在 250 ~ 300 克，肥胖在 150 ~ 200 克。需要提醒大家的是，现在市场上经常可以看到"无糖食品""低糖食品"等，有些病人在食用这些食品后，不但没有好转，反而血糖上升。这是由于人们对"低糖"和"无糖"的误解。认为这些食品不含糖，而放松对饮食的控制，致使部分病人无限制地摄入这类食品，使血糖升高。

糖尿病患者膳食中蛋白质的供给应充足，有的患者怕多吃蛋白质而增加肾脏的负担。其实，只要肾功能正常，糖尿病的膳食蛋白质应与正常人近似。当合并肾脏疾病时，则应在营养医生的指导下合理安排每日膳食的蛋白质量，乳、蛋、瘦肉、鱼、虾、豆制品含蛋白质较丰富。目前主张蛋白质应占总热能的 10% ~ 20%。谷类含有植物蛋白，如果一天吃谷类 300 克，就可摄入 20 ~ 30 克的蛋白质，约占全日蛋白质的 1/3 ~ 1/2。植物蛋白的生理价值低于动物蛋白，所以在膳食中也应适当控制植物蛋白。尤其在合并肾病时，应控制植物蛋白的食用。

有的糖尿病患者误认为糖尿病的饮食治疗只是控制主食量。其实不然，现在提倡不要过多地控制糖类，而严格控制脂肪是十分必要的。控制脂肪能够延缓和防止糖尿病并发症的发生与发展，目前主张膳食脂肪应减少至占总热能的 25% ~ 30%，甚至更低。应限制饱和脂肪酸的脂肪如牛油、羊油、猪油、奶油等，可用植物油如豆油、花生油、芝麻油、菜籽油等含不饱和脂肪酸的油脂，但椰子油除外。花生、核桃、榛子、松子仁等脂肪含量不低，也要适当控制。还要适当控制胆固醇，以防止并发症的发生。应适当控制摄入胆固醇高的食物，如动物肝、肾、脑等脏腑类食物，鸡蛋黄含胆固醇也很丰富，应每日吃 1 个或隔日吃 1 个为宜。

病情控制不好的患者，易并发感染或酮症酸中毒，要注意补充维生素和无机盐，尤其是 B 族维生素，常见于食物中，粗粮、干豆类、蛋、动物内脏和绿叶蔬菜含维生素 B 族较多，新鲜蔬菜含维生素 C 较多；老年糖尿病患者中，应增加铬的含量，含铬较高的食物有酵母、牛肉、肝、蘑菇、啤酒等，同时要注意多吃一些含锌和钙的食物，以防止骨质疏松；糖尿病患者不要吃得过咸，防止继发高血压，每日食盐要在 6 克以下。

糖尿病简便食疗方：

轻度血糖代谢异常者：

蚌肉苦瓜汤

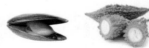

苦瓜 250 克，蚌肉 100 克，共煮汤，加油盐调味，熟后喝汤吃苦瓜蚌肉。苦瓜有明显降低血糖作用，对于轻度血糖代谢异常，单用即有效。

糖尿病肾气虚弱者：

枸杞蒸鸡

　　枸杞子 15 克，母鸡 1 只加料酒、姜、葱、调料，共煮熟，食枸杞子、鸡肉，饮汤。

糖尿病属肾气不足者：

韭菜煮蛤蜊

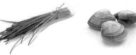

　　韭菜 250 克，蛤蜊肉 250克，料酒、姜、盐少许，煮熟饮汤食肉。

糖尿病伴水肿、皮肤疖肿者：

赤小豆冬瓜汤

　　赤小豆 30 克，冬瓜 200 克，煮汤食用。

糖尿病大便秘结者：

菠菜银耳汤

　　菠菜根 150～200 克，银耳 20克，饮汤食银耳。

糖尿病微血管病变，眼底出血者：

双耳汤

　　白木耳、黑木耳各10克，冰糖少许，白木耳、黑木耳洗净加清水蒸至木耳熟烂，食木耳饮汤。

糖尿病伴高血压者：

菊槐绿茶饮

　　菊花、槐花、绿茶各3克，沸水冲泡饮用。

国医大师李振华：

耄耋老人的养生经

马烈光教授：
中医养生治未病
是世界医学发展的
方向

李振华
2013年12月14日

李振华，1924年生，河南洛宁人。河南中医学院原
院长、终身教授、主任中医师，享受国务院政府特殊
津贴专家。第七届全国人大代表，首届国医大师，全
国首批名老中医，中华中医药学会常务理事。

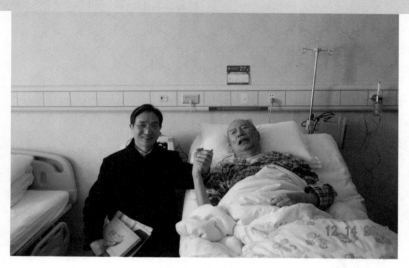

马烈光与李老

马烈光：

李老年过耄耋仍身体康健，真乃中医之幸啊！我研究领域是中医养生，所以最关心的就是您得享高寿的秘诀。还请李老不吝赐教啊！

李振华：

我能年过九十，其实主要还是得益于中医。翻看了一辈子的中医古籍里，多数情况下养生都在最前面的几篇，可以说，开卷就是养生。因此在古籍中获取临床知识的同时，也会学到很多养生的理论和方法，后来逐渐将其用于自己的生活和工作中，不知不觉间，就已九十多岁了。晚年回头来看，我的养生方法，主要有五个方面，一是调于四时，天人合一；二是情志安宁，气血通畅；三是饮食有节，保护脾胃；四是益肾固精，全真养形；五是爱好书法，修身养性。

马烈光：

您的这套养生系统已经非常丰富和全面了。例如第一条，"调于四时，天人合一"，其实是中医养生贯穿始终的大原则。《黄帝内经》中的养生五大法则，第一个就是"法于阴阳"。中医本身也强调天人合一，认为天地是个大宇宙，人体是个小宇宙，天人是相通的，人无时无刻不受天地的影响，养生当然也不能违背这种自然规律。

李振华：

是啊，大自然随四季变换而表现出"风寒暑湿燥火"六种气候变化，人作为自然的一分子，必然要与之相应而作出调整和变化。所以，无论是起居还是养生，都不能违背自然的规律，否则就会生病，甚至死亡。

马烈光：

人的生命机能随一年四季不同气候变化而变化，以适应生存，就是"天人相应"或"天人合一"。《黄帝内经》对根据四季变换而施行的常规养生方法讲得比较详细，您有没有一些特殊的因时养生方法呢？

李振华：

要说特殊的养生方法，首先我特别注意躲避"虚邪贼风"，老年人腠理疏松，易受外感，所以居室要固密一些，尤其注意门缝、窗缝的遮挡，至少不能让风从缝隙直吹进来。另外，我每日早晚按摩鼻部迎香穴和脑后风池穴各 80 次，以增强鼻黏膜抵抗外邪之功能。此法使我远离传染病，也很少感冒。总之，人是环境的产物，环境可以改变，人也应该适应环境。这就是天人合一的养生道理。

马烈光：

您第二个养生要诀是"情志安宁，气血通畅"。中医养生学一直以来就把精神情志的调养放在首要位置，认为"养生当先调神"，也发展出了诸多具体养生方法。我观您闲谈时总是笑容满面，和蔼可亲，可以看出精神状态非常好，一定有特殊的精神养生法吧！

李振华：

你我都是医生，这个行业，最重要就是要求个"心安"。如果能保持坦然心安、少留遗憾，就是医生长寿的最大精神保障。"医者仁心"，医生做人、做事一定要认真，对病人要怀有同情、悲悯和满腔热情，"见彼苦恼，若己有之"，绝不能对病人漠不关心，麻木不仁，无视病人疾苦。至于喜、怒、忧、思、悲、恐、惊，是生活中难以避免的，只要生活中加强修养、爱好广泛、宽宏大量、不计得失恩怨、遇事不躁，就能心静志安，乐观宽宏。

马烈光：

李老，您真是一言中的啊！当前社会医患关系非常紧张，医生的养生环境十分恶劣。其实反躬自问，医生在处理大量病患后，逐渐对疾病甚至重病、对病人产生"见怪不怪"和麻木不仁的情绪，失去了本该有的耐心，是很重要的原因。医生真要能慎终如始地常持"精诚"之心，对每个病人都付出最大的耐心和努力，也就能少留遗憾而心安了，养生环境自然会好起来。这可谓现代社会的医生，不论中医还是西医，最需要加强的精神养生法了。

李振华：

唉，现实多艰啊，只能做好自己，逐渐把这种影响扩大到整个社会，才能形成良好的氛围。还是让我们说回养生吧！我的养生第三个大法是"饮食有节，保护脾胃"。饮食方面我有三个原则：定时、定量、定性。如果没有特殊情况，我坚持每日三餐按时就餐，三餐定量不过饱，以八成饱为度，尤其晚餐食少，以易于消化吸收。定性是粗细粮配合，蔬菜水果搭配，吃后以能消化吸收、腹部舒适为准。

马烈光：

这几个饮食养生的原则，平淡中见真知啊，是饮食养生的根基，普通人真要能落实好这几个原则，饮食养生就已经做的比较好了。限于时间，我想向您请教我最感兴趣的第五条大法"爱好书法，修身养性"。我看您写的字颇有大家风范，平时我也喜欢练字，所以有些迫不及待，让李老见笑了！

李振华：

哈哈，书画雅事，修身养性，也需知音，你的心情我非常理解啊！我爱好书法，开始是受我父亲的影响，后来上了十年私塾，更是练字不辍。这一爱好，一直坚持到现在。可以说，书法是我最重要的养生方法。

马烈光：

您的字字体清秀俊逸，笔势潇洒，遒劲有力，深厚古朴，自成风格。我听说您是河南省书法协会会员，河南省卫生厅老年书法协会副会长，河南中医学院书画院院长，还曾多次参加全国、中南五省及河南省市书法展，可谓书法名人啊。

李振华：

这些都是虚名了，我倒是觉得，书法对我最大的好处就是养生。练习书法讲究姿势正确，即要求头正身直、悬肘松肩，要求平气凝神、排除杂念。表面看起来挥毫起笔只有手在动，实际上是手指、腕、肘、肩带动全身的运动，将精、气、神全部倾注于笔端。整个过程酷似打太极拳，又像练气功。意力并用，动静结合，既增强了手、脑的协调能力，又锻炼了四肢的功能。可以说，书法不但是一种艺术享受，也是一种健身活动啊。

马烈光：

您曾写一首诗曰："幼承庭训学岐黄，勤求博采研效方；悬壶六旬尽天职，但愿世人寿而康；传道授业毕精力，喜见桃李芬而芳；祖国医学普四海，人间处处杏花香。"确实是对您最好的总结啊！不胜感谢李老接受采访，为我传养生之道，授养生之术，播撒健康！

17 痛风食疗止痹痛

痛风是一种代谢性疾病，可以表现为急慢性关节炎，甚至还能发展成痛风性肾病，导致肾衰竭。随着我国人民生活水平的提高及饮食结构的改变，痛风在我国的发病率有了明显的增加。痛风发病的根本原因在于体内酶的缺陷，导致嘌呤代谢紊乱，但其发生与饮食结构不合理密切相关，因此，调整饮食非常重要。痛风患者，首先应控制嘌呤的摄入，对于急性期的患者，食物嘌呤的摄入量接近于零，才能配合用药迅速缓解症状；一般缓解期或慢性期的患者，将嘌呤的摄入量控制在 100～150 毫克 / 天，通常就能有效预防症状的发生。嘌呤含量高的食品包括动物内脏、大脑、杂豆和各种肉汤、肉汁，这些是痛风患者绝对不可选食的食品；粗粮、菠菜、花菜、蕈类、扁豆、禽畜肉类含嘌呤也在每百克 75～150 毫克之间，应谨慎选择；牛奶、鸡蛋、粳米、白面、水果、蔬菜、藕粉、咖啡和油类则是相对安全的食物，痛风患者可以从中适量选择。

除控制嘌呤的摄入量外，痛风患者日常饮食上还要注意以下事项：

• 宜吃具有利尿作用的食品；由于尿酸在碱性体液中易于溶解并排出体外，而在酸性体液中易发生沉淀而加重病情，所以又当吃些碱性食物。

• 宜多吃水和含汁水多的饮食，以增加排尿量，促进尿酸排泄，防止形成尿酸结石。

- 宜吃含维生素 C、维生素 B_1 和钾盐较多的瓜果蔬菜。

- 忌吃高热量和高脂肪饮食，防止肥胖。

急性期痛风多属中医"热痹"范畴，表现为关节红肿热痛，宜吃具有清热凉血、消肿止痛作用的食物，忌吃辛辣刺激性食物和温热性食物，更忌烟酒。

简便食疗方：

可作为痛风病人主食：

百合薏米粥

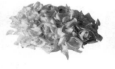

干百合、薏米、粳米各 60 克，上述三味洗净后放锅中煮粥，每日分中、晚两次服完。发作期连服至症状改善；缓解期每周至少 1~2 次，可预防痛风发作。

可作为痛风病人饮品：

莱菔饮

萝卜 60 克，洗净，连皮切块，加 200 毫升 50 度温开水，加适量蜂蜜，生榨汁饮。急性发作期，每日早、晚饮 2 次，直到症状消失；缓解期常服亦有预防痛风发作的功效。

痛风日久，肝肾亏虚，血尿酸长期不降者：

土茯苓骨头汤

　　土茯苓 50 克，猪脊骨 500 克。猪脊骨加水煨汤，煎成 1000 毫升左右，取出猪骨，撇去汤上浮油，土茯苓切片，以纱布包好，放入猪骨汤内，煮至 600 毫升左右即可。每日饮 1 剂，可分 2～3 次饮完，具有清热解毒，补肾壮骨之效。

痛风发作者：

凉拌茄子

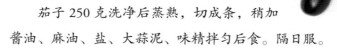

　　茄子 250 克洗净后蒸熟，切成条，稍加酱油、麻油、盐、大蒜泥、味精拌匀后食。隔日服。

痛风急性发作者：

芹菜粥

　　芹菜 100 克（连根须），洗净后切碎，与大米 30 克，水 750 毫升同煮至粥熟，入少量盐即可。

痛风未发作者：

板栗粥

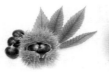

　　板栗捣粉 30 克，糯米 50 克，水 750 毫升同煮至粥熟后服。

18 食疗虽有效，不可盲目替代药

　　那是 2005 年 12 月的一天下午，一位有多年糖尿病的老年女性因为昏迷送来医院急诊，血糖仪显示血糖值过高已超过测量范围，医护人员立即抢救，却最终没有挽回患者生命。后来我们通过患者老伴了解到，该患者发现糖尿病已经 10 年多，原来口服药物治疗，血糖控制一直很好，最近 1 年来，血糖控制不好而且口服药物副作用大，医生嘱其改注射胰岛素治疗，几经调整，胰岛素用量越来越大，但餐后血糖还是居高不下。入院前 1 个多月，一位中医给其开了一个茶疗方，患者坚持服用后，血糖就控制下来，而且胰岛素的用量也减少了一些。由于自觉效果很好，入院前一周，患者自作主张不再用胰岛素，只坚持服用茶疗方，结果发生糖尿病高渗性昏迷而死亡。

　　这样的事例，并不少见。因此，我们提醒大家：食疗虽然有效，但切不可盲目替代药物治疗。

首先，食物虽然也有性味的偏性而有纠正机体阴阳失衡的作用，但其偏性总不及药物明显，故单纯的食疗主要适用于病情较轻的疾病初期或恢复期，或慢性疾病的缓解期。

其次，从中西医比较的角度而言，中医治疗的着眼点主要在于调理脏腑阴阳和升降出入的气机，注重整体而局部针对性较差；西医则强调针对性的靶点治疗，在全身功能的整体调节方面又有所欠缺。二者配合，各施所长，往往能事半功倍。这正是上述患者配合茶疗后能以较小量胰岛素就将血糖控制好的原因。但如果盲目停药，必然导致病情的短期反弹。对于这种情况，正确的做法应该是，在两者配合的情况下，根据病情逐渐减少西药用量，通过一个缓慢的过程，力求将西药用量降到最低或者单纯用食疗控制恢复。

19 食疗也须注意忌口

所谓忌口，就是指人们不该吃的东西，若吃了这些东西，就会对人们的健康不利。而在人们中间普遍流传的喜欢吃什么，就吃什么；什么好吃，就吃什么的观点是不对的。事实证明，人吃东西，并不能随心所欲，必须因人、因地、因时、因病选择饮食。

中医学有关忌口的认识很多,现举例说明:

- 凡体质较虚弱的病人,忌食不易消化的食物,如油炸、油煎的肉类,以及腊肉、鱼干、年糕、韭菜等,并忌一切生冷,特别是冷水、凉菜、生菜、生杏等。

- 一切病人都须忌暴饮暴食,偏嗜五味,过用油腻、油滑、腥臊、煎炸原味以及吸烟酗酒等。

- 凡发热的病人,忌辛辣、油腻之物,如姜、椒、肥肉、酒类等;热病初愈后,也忌食油腻、肉类、辛辣类食品,如驴肉、马肉、猪肉以及蒜、葱、姜、椒等。

- 久病忌食猪头肉、母猪肉、鹅肉、鱼腥类、荞面等。

- 小儿病后忌饱食及腥荤厚味。

- 产后及月经期忌寒凉食品。

- 肝、胃、心脏疾病患者都忌酒。

- 疮疡肿毒病人,忌羊肉、蟹、虾及辛辣刺激性食物。

- 在外感病初期,如果感受了风寒之邪,正在服解表散寒药时,则当禁食生冷油腻;如果感受的是温热邪气,初期正在清解阶段,也当忌食生冷。

要注意不同的病，有不同的忌口，如水肿病忌盐，消渴病忌糖，黄疸病忌油腻、肉类，肺痨忌食辛辣，痢疾后忌饱食及香甜、滑利、生冷、瓜果、诸动物血，腹泻病忌食生冷瓜果，胃病吐酸忌食酸味等。

还要注意食物与食物、药物与食物之间的禁忌，就像药物之间搭配有十八反、十九畏一样，它们之间也存在着不相宜的情况，如服食滋补剂后，严禁大寒大凉饮食；服蜂蜜忌土茯苓、咸灵仙；用荆芥后忌鱼蟹。

不仅中医学重视忌口，西医学也很重视忌口，尤其是对一些常见病、急性病有着非常严格的饮食禁忌，如：

- 得了麻疹，须忌食油腻、香甜、黏滞、辛辣、香燥、酸涩的食物，更忌海腥发物。

- 若是冠心病，要严格限制高胆固醇、高脂肪食物的摄入，尤其是蛋黄、猪脑、动物内脏。

上述种种事实，旨在向人们说明必须重视、讲究忌口，不然的话，会严重影响身体健康。

20 发物不宜多吃

　　所谓发物，是指特别容易诱发某些疾病（尤其是旧病宿疾）或加重已发疾病的食物。发物禁忌在饮食养生和饮食治疗中都具有重要意义。在通常情况下，发物也是食物，适量食用对大多数人不会产生不良反应或引起不适，只是对某些特殊体质以及与其相关的某些疾病才会诱使发病。

　　发物的范围很广，在我们的日常生活中，属于发物类的食物按其来源可分为以下几类：

- **食用菌类：** 主要有蘑菇、香菇等，过食这类食物易致生风动火，触发肝阳头痛、肝风眩晕等宿疾，此外，还易诱发或加重皮肤疮疡肿毒。

- **海腥类：** 主要有带鱼、黄鱼、鲳鱼、蚌肉、虾、螃蟹等水产品，这类食品大多咸寒而味腥，对于体质过敏者，易诱发过敏性疾病发作如哮喘、荨麻疹等，同时，也易催发疮疡肿毒等皮肤疾病。

- **蔬菜类：** 主要有竹笋、芥菜、南瓜、菠菜等，这类食物易诱发皮肤疮疡肿毒。

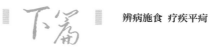

- **果品类：** 主要有桃子、杏、银杏、芒果、杨梅、樱桃、荔枝、甜瓜等，前人曾指出，多食桃易生热，发痈、疮、疸、疖、虫疳诸患，多食杏生痈疖，伤筋骨。

- **禽畜类：** 主要有公鸡、鸡头、猪头肉、鹅肉、鸡翅、鸡爪、驴肉、獐肉、牛肉、羊肉、狗肉、鹅蛋、鸭蛋等，这类食物性主动而升散，食之易生风动火，触发肝阳头痛、肝风头晕等宿疾，此外，还易诱发或加重皮肤疮疡肿毒。鸡蛋虽不属发物，但也不宜多吃，一般一天不宜超过 2 个，尤其是肝炎、过敏、高血脂、高热、肾脏病、腹泻病人，更不宜多吃。

此外，属于发物的还有菜油、糟、白酒、豌豆、黄豆、豆腐、豆腐乳、蚕蛹及葱、蒜、韭菜等。有时还将荤腥膻臊之类食品一概视为发物。

但要注意，对待发物还应该与忌口结合理解，并注意因人而异。实际上，**对某个人不合适的食物，就应忌口，这就是发物，但这种忌口和发物只是针对特定的人或与其相似的人而言，对于其他人来说，这些"发物"只不过是普通食物，没有必要因为看到别人不能吃，自己也对之忌口，所以，理解"发物"要注意个体差异。**

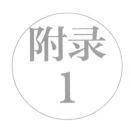

　　成都中医药大学马烈光教授兢兢业业 40 载，立足于
《黄帝内经》研究中医养生，为中医养生学科与专业的建
立和发展作出了开创性贡献——

开创中医养生新天地

　　马烈光于 1969 年参加医疗卫生工作，1977 年毕业留
校任教，穷 40 年岁月，立足《黄帝内经》研究养生，为
中医养生学科与专业的建立和发展作出了开创性贡献。近
20 年来，更四处奔走，在海内外传播养生，开出了一片养
生新天地。让我们走进他的世界，探寻他的历程与精彩！

辛勤耕耘　创立学科

　　中医养生，历史悠久，博大精深，但一直未能形成独
立的学科。直到近现代，随着中医学分科愈细，中医养生
学才渐趋学科化，呈现出学科独立的趋势。马烈光是现代
最早研究中医养生学的专家，在前人的基础上总结凝练了
中医养生学基本学科体系，是中医养生学科独立的倡导者

和发起人，并最终促成了中医养生学科的独立，对学科建设和发展影响重大，可谓现代中医养生学科的奠基人。

成都中医药大学于 20 世纪 80 年代开设中医养生康复学课程，马烈光当时已是主讲教师，但学科一直未受重视，发展不快。转折发生在 21 世纪初。当时，国家中医药管理局决定在护理专业范围内，编写一本《养生康复学》规划教材，经过投标，这个任务落在了马烈光身上。经过一番艰苦努力，《养生康复学》在 2005 年 8 月出版并在当年护理专业新生中使用。这本教材汇聚了他几十年辛勤耕耘的成果，是我国养生领域第一部本科学历规划教材（之前均为试用教材）。该教材在 2006 年还被教育部评选为"普通高等教育'十一五'国家级规划教材"。从此，马烈光在校内外声名渐著，先后又主编出版了《中医养生保健学》《汉英双语·中医养生学》等国家规划教材。

2011 年，国家启动"十二五"规划教材编写工作，马烈光被遴选为《养生康复学》主编。鉴于当时中医养生学的发展状况，马烈光在主编会上大声疾呼，向领导陈情，强烈呼吁将《养生康复学》更名为《中医养生学》，并强调应将该教材提升入中医的基础类教材序列中，供所有中医专业使用。马烈光的意见，获得了与会专家和其他教材主编的支持，也得到了领导的重视和同意，教材由此更名。"十二五"国家规划教材《中医养生学》的问世，标志着中医养生学的独立在中医范畴内得到认可，也使这门学科在中医学领域回归了其应有的地位，是现代中医养生学发展史上的一次重大飞跃，具有划时代意义。其后，马烈光又主编了"十三五"国家规划教材《中医养生学》及供研究生使用的国家卫生计生委"十三五"规划教材《中医养生保健研究》，由此进一步巩固了中医养生学的学科地位，也提升了他在中医养生学中的学术地位和社会影响。

有这些学科建设成果的铺垫，在马烈光的带领下，成都中医药大学成功申报了国家中医药管理局的中医养生健康重点研究室和中医养生学重点学科，不久又建立了中医养生学教研室，并在全国率先建立养生康复学院。就这样，成都中医药大学的中医养生学科从创立到初具规模，迈出了"创业艰难"的第一步。其后，中医养生学的学科独立问题得到了教育部的重视，2016 年 8 月，由教育部和国家中医药管理局发起，在南京召开了"中医养生学专业设置"论证会。马烈光在会上向出席论证会的教育部及国家中医药管理局领导详细汇报了他早已酝酿多年的中医养生学学科蓝图，强烈呼吁在五年制本科专业规划中独立设置中医养生学二级学科，得到了与会专家的热烈响应，也得到了领导的支持。至此，倾注马烈光 40 年心血的中医养生学科宏伟大厦，终于屹立起来。作为奠基人，40 年夙愿得偿的马烈光，在欣喜之余，心里更多的是担忧，他对养生教研室的教师语重心长地说："学科刚刚独立，具体教学规划还需要讨论确定，很多研究亟待进行，学科在国内外的知名度也需要进一步拓展，岂能懈怠啊！"确实，2017 年初这几个月，他的身影已更加忙碌。

潜心教学　桃李满园

中医养生学要想持续良好发展，马烈光深知，人才培养是关键。为此，他 40 年"咬定青山不放松"，潜心在教学上下功夫。

自从上世纪 70 年代毕业留校以来，马烈光一直从事《黄帝内经》和《中医养生学》的教学工作，平均每年在校内承担《黄帝内经》及《中医养生学》教学任务 200 余课时。他善于因材、因人施教，无论本科生、研究生、进修生、外国留学生，在听完他的课之后，都有如沐春风、受时雨之化的感受。马烈光常说："教书不看对象，无异于痴人说梦；治学不明方向，犹如盲人夜行。"他曾在《中医教育》杂志上撰文总结道："教学与治学之道，既要知于文，还要工于医；既要深入于内，还要浅出其外；既要有相当的博，还要有相当的专；既要有卓越的识，还要有精湛的术；既要有深厚的学，还要敢大胆地问。"这是他 40 年教学经验的凝结，也是一位中医老教授的深刻感悟。马烈光还常受邀承担各种培训主讲，如担任"国家中医药管理局全国优秀中医临床人才研修项目培训班"主讲教师；为全国中医类别全科医学师资培训班主讲中医养生学课程；参加各种中医文化科普活动，宣讲养生，被国家中医药管理局遴选为"中医药文化科普巡讲专家"。为此，还被评为"全国中医药文化建设先进个人"。

作为硕士、博士研究生导师，马烈光谨遵"非其人勿传，非其真勿授"的中医古训，遴选研究生求精不求多，看中人才，便倾心培养。他一手带出的研究生，不仅基本功扎实，对中医养生更是认识深刻。养生领域学生创业积

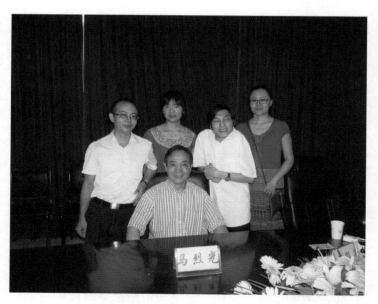

马烈光与他的博士研究生合影

极性很高，因此马烈光经常担任顾问，指导学生做创业规划，接受创业咨询。

40 年的教学生涯，马烈光为中医事业培养了一批又一批学以致用的人才，很多当年的学生如今都已成为中医界的翘楚和骨干。他对此尤感欣慰，常讲："韩愈曰'弟子不必不如师，师不必贤于弟子'，但我觉得，弟子必须强于师，才标志着教学的成功，才能促进学术发展。"马烈光坚守着这份信念，在养生苑围中辛勤地浇灌和培育，向海内外不断输送中医养生人才，可谓"润物无声四十年，遍宇桃李争芳艳"。

传播养生　成果丰硕

马烈光长期笔耕不辍，在国内外刊物公开发表学术论文百余篇，主编出版《黄帝内经养生宝典》《中医养生大要》等学术专著 30 余种。尤其在当前新形势下，他充分认识到，中医养生绝不能仅局限在专业领域，必须贴近大众，才能得到更好的发展。要实现这一目标，就要大力进行养生科普，编写养生科普专著，撰写养生科普文章。如承担《养生保健丛书》（共十本分册）的执行总编和部分分册主编；与马有度、宁蔚夏、海霞共同主编的《走好中医科普路》，于 2015 年获得世界华人科普奖"佳作奖"；2016 年，汇集几十年来的养生感悟，编撰出版科普著作

《马烈光养生新悟》等等。2009 年，马烈光应邀担任国内外公开发行的科普月刊《养生杂志》主编，经过多年精心运作，该杂志在养生科普领域已有相当大的影响力，并已蜚声中外。2016 年，《中国大百科全书》第三版修订工作由国务院批准正式展开，马烈光受中医药学科负责人邀请，担任《中医养生学分册》主编。这是国家最高规格图书，编写方式和难度与以往所编的各类教材、专著有很大区别，为此，马烈光带领编写团队全力以赴，细致筛选，逐字逐条推敲，此诚"吟安一个字，拈断数茎须"。至今，马烈光撰写的养生论文、著作，洋洋数百万言，有力弘扬了中医养生。

马烈光名气越来越大，邀他演讲、参会的组织团体愈来愈多，应接不暇。他经常在电视、电台做养生专题演讲，还应邀在多个报刊开辟养生科普宣传专栏，更有多家媒体专门对他作了采访报道。如《中国中医药报》为其开辟"马烈光养生心语"专栏，已登载养生科普文章 60 余篇；《华人时刊》刊载"马烈光：开出中医养生一片天"和"马烈光：养生交流欧美行"两篇专访稿；《养生大世界》刊登"马烈光：一个老中医的江湖"一文，对他进行了深度报道等等。

马烈光之于养生，"口能言之，身能行之"，医道儒兼蓄，常"恬愉为务"，颇有古风。他的文章和演讲风趣实

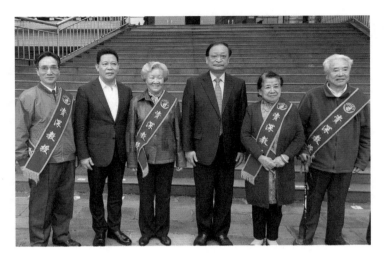

从右依次：全国名中医张之文、国医大师刘敏如、国家中医局局长王国强、国医大师廖品正、四川省副省长杨兴平、马烈光

用，广受欢迎，因此拥有了众多"粉丝"，朋友遍天下。许多大师级名人还为马烈光赠言、题词，如百岁国医大师邓铁涛教授题"养生大家，永远走在前列"；中国工程院院士、国医大师程莘农教授题"四川名医，养生大家"；中国工程院院士、国医大师石学敏教授题"养生天地，一马当先"；中国科学院院士、国医大师陈可冀教授题"弘扬我国养生保健科学知识"；国医大师王琦题"养生天地，老马识途"；中国工程院院士王陇德教授题"大力推广中医科学养生，造福国民"；中国科学院院士陈凯先教授题"开创养生学科，普济天下众生"，这是对他的最大鼓励和肯定。

　　2015 年，马烈光心血浇灌的中医养生园地，又结硕果。5 月 22 日，世界中医药学会联合会养生专业委员会成立大会暨首届国际养生交流大会在北京人民大会堂隆重举行，200 余名来自海内外养生领域的政府领导、专家、学者、企业家和知名人士出席了会议，马烈光在会上被推选为首任会长。世界中医药学会联合会养生专业委员会是经世界中联批准、国家民政部注册登记成立的世界养生领域最具权威性的国际性组织，专委会的成立，为世界养生搭建了广阔的平台。

　　马烈光还多次公派赴欧美及日本、新加坡等国宣讲养生，将养生思想撒播到了异国他乡，产生了重要国际影响，赢得了广泛赞誉。曾于 1998、1999 年连续两次应日本东洋医学会邀请赴日本宣讲养生。2013 年马教授应邀赴美国讲学，并在纽约联合国总部发布"世界养生宣言"。2015 年 10 月，他应英国牛津布鲁克斯大学公共保健学院、德国国际中医协会、法国巴黎东方文化中心等邀请，赴英国、德国、法国、荷兰等欧洲四国进行了交流访问。归国后，马烈光感觉此次考察收获颇丰，对考察成果十分满意。欧美之行，使马烈光对养生在海外的传播更具信心，他赞叹道："这几次考察，仿佛来到欧美的不是我，而是中国养生插上健康的双翼飞向全球。养生欧美之行，甚妙、甚慰啊！"

马烈光开创了中医养生学新天地，这天地，已在向世界迅速扩展；有了这方天地，未来的道路，在马烈光的眼中已是一片坦途。

（原文刊载于《中国中医药报》2017年3月30日刊3版位置）

附录
2

养生交流欧美行

2015 年 10 月，恰是金秋送爽，应英国牛津布鲁克斯大学公共保健学院、德国国际中医协会、法国巴黎东方文化中心、荷兰欧洲中药材总部等的邀请，世界中医药学会联合会养生专业委员会会长、成都中医药大学博士研究生导师马烈光教授与刘达平秘书长等学会领导，一同赴英国、德国、法国、荷兰等欧洲四国进行了交流访问。然

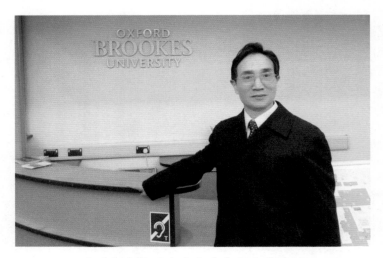

马烈光在英国牛津布鲁克斯大学演讲

而，北宋大文豪苏洵曾说，"夫功之成，非成于成之日"。马教授在中西方之间搭建养生金桥，这并不是第一次。早在 2010 年，他就开始在成都接待欧美来华考察团，向他们介绍养生。2013 年 4 月，应美方邀请，他远赴美国多地展示养生技巧、传播养生文化，还在美国发布《世界养生宣言》，产生了良好的效应，也为后来欧洲之行打下了基础。本文将马教授在欧美各国传播养生的经历以时间为序成文，让我们跟随马教授，共同感受养生在欧美的美妙旅程。

一、美国行

2013 年 4 月上中旬，马教授应邀赴美主持和参加多项养生学术活动，传播来自遥远东方的养生文化。按照邀请

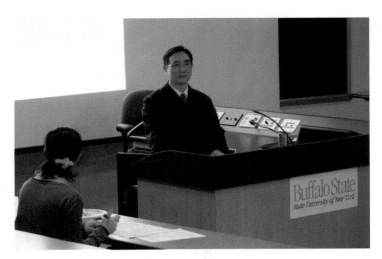

马烈光在美国纽约州立大学演讲

方的安排，马教授首先在纽约州立大学发表题为"《黄帝内经》性衰老的超前认识"的专场演讲。考虑到听众都是当地中医学者，有一定的中医基础，因此演讲内容较深。演讲以中医经典《黄帝内经》为理论源头，以《素问·上古天真论》为基础，进而拓展到《黄帝内经》其他篇章，同时还大量引用了后世医家的观点，务求言之有理、持之有据，系统宣讲了《黄帝内经》对人体性衰老的认识，并与现代认识相比较，指出其超前之处和防治对策。这一演讲，题目新颖、内容翔实，引起了州立大学众多老师和学生的热议和一致好评，演讲获得了圆满成功。尤其对于台下的美国中医界华人，来到美国之后，已经很少能听到这种纯粹"中国式"引经据典的演讲方式，这次听了马教授的演讲之后，很有亲切感，似乎又回到了初学中医的时光里。后来在与非华裔听众互动答疑和交流过程中，马教授发现，这些听众对自己的演讲也很感兴趣。原来，虽然翻译成英文之后，演讲的美感会有一些下降，但是他们表示，听马教授抑扬顿挫的讲话，就能感受到中文的音韵魅力，而且他们都对中文有所了解，能体会到马教授演讲中的中文美。

其后，马教授在康奈尔大学演示了药膳"当归生姜羊肉汤"的烹饪制作。这个药膳方由中国东汉时期的"医圣"张仲景首创，在中国已经流传千余年，有非常好的养生效果。即使在现代，一到冬至节气，全国很多地方都流行喝羊肉汤，类似"当归生姜羊肉汤"的配伍和烹调方式更是冬至羊肉汤的主要做法。该药膳经精心烹饪制作，用当归、生姜的辛香去除了羊肉的腥膻，用羊肉的滋润中和了当归的燥烈，堪称药膳方配伍的典范。做成之后，味香、汤鲜、肉嫩，色香味俱佳，能益气，能暖胃，能补血，可食用，可养生，还可用于治疗虚寒证，是药膳中的"全才"。美味无国界，现场观众品尝之后都对汤的味道赞不绝口，对中国药膳产生了浓厚的兴趣，并在互动环节中提出了许多问题，马教授都一一耐心做了回答。

在美国活动期间，马教授还出席了在联合国总部召开的世界养生大同修活动，发布了《世界养生宣言》，倡导

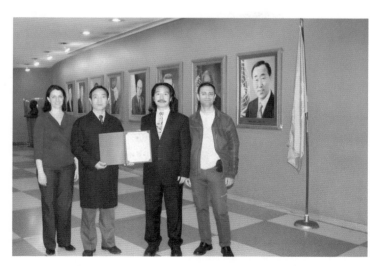

马烈光在美国纽约联合国总部发布"世界养生宣言"

"爱生之世界人民，闻此宣言，即起而践行养生"。马教授现场亲自指导气功爱好者进行养生功法修炼。学员们学习养生动功，体会气功调息、调形、调心的妙处，对来自东方的养生文化更有了感性认识，对这种强健身体、延年益寿的方法十分向往。

二、英国行

2015 年 10 月 31 日，恰是西方万圣节，马教授应邀赴欧洲考察，首站英国。马教授说："之所以让我这个对西方节日一窍不通的老朽至今记得，原因在于一下飞机便感受到的那种异域风情和热闹而古怪的节日氛围。"确实，中西方文化的差异，在节日庆祝方式上，表现得十分明

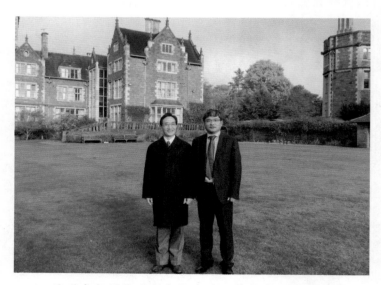

马烈光与刘达平秘书长在英国养老中心前合影

显。当晚，马教授一行游览了伦敦的华人街区，当地中医界的华人侨领，还准备了盛宴为他们接风洗尘。这种颇为特殊的"他乡遇故知"，略解了马教授一行人身在异域倒时差的身心不适。宴后回到宾馆不久，英国新成立的"健康新概念学会"会长便偕其秘书长登门拜访。会长是位医学家，也是华人，与马教授交流自然甚为顺畅。原来她要与马教授商谈"健康新概念学会"与世界中联养生专委会合作事宜，并诚邀马教授出任"健康新概念学会"终身名誉会长。马教授想到前贤曰"星星之火可以燎原"，新生事物的力量决不可小觑，健康领域更是如此，又觉与她们相谈甚欢，就欣然应允出任其名誉会长。初次接触，即能投缘，议定养生健康合作，可谓双赢。

次日，即11月1日至2日，英国接待方颇为人性化地安排马教授一行整日参观伦敦著名景区及大英博物馆。常言道，"读万卷不如书行万里路"。马教授说，"最近几年在世界各国游览，方觉天地之大，世界文化之丰富"。同时他也发觉，国家、民族的自尊心和自豪感，在国内时，感触尚不深，可一旦身处异域他国，这种感情会陡然浓厚。尤其在大英博物馆参观之时，望着国内都难得一见的精美中华文物，中国近代百年历史在马教授内心缓缓流过，他回忆说："当时，屈辱、愤怒、痛苦、无奈、重生、振奋、喜悦、自豪……，百感交集，五味杂陈，最终化为

'内自省也'的自诚和'催马奋蹄更着鞭'的动力。"革命家言"落后就要挨打",到了现在这个社会,这句话应该是"落后就要奋发"。"笨鸟先飞",千古一理啊!

11月3日一整天,是养生主题日。在全球人口老龄化冲击下,英国虽然福利待遇很好,但也面临严重的健康隐患。政府对其民众无病时不喜保养,导致医疗负担很重的社会现状非常焦虑。因此,作为政府政策制定的咨询谏议机构,牛津布鲁克斯大学公共保健学院对此状况也在四处寻找解决思路。院长基思教授听闻中国有养生传统和养生之术,还曾经亲赴中国,与马教授商谈合作。其实,马教授能来英国,而且把英国作为第一站,就是他在成都接待基思教授的时候决定的。基思教授来中国的时候,中方曾组织了一次座谈会。马教授作为专家代表之一出席了会议,并做了关于养生的演讲。与会有很多专家,有讲中医临床诊治的,有讲健康管理的,有讲预防的,结果基思教授唯独对马教授所讲的内容十分感兴趣,还邀约私下详谈。私谈参加者只有马教授和助手、基思教授及他的助手、翻译,五人而已,但是谈的内容却非常深。那时马教授才了解到,英国乃至欧洲许多国家,对养生文化更加关心,因为他们当前在意的是对大众健康观念的改变,尤其是主动养生观念的形成,所以才促使马教授萌发了把养生带到英国的想法,也算是一次回访。英国方面很重视这次回访，所以为马教授，为养生，安排了一整天时间。

3 日上午，马教授一行参观了牛津圣莫妮卡养老中心及瑞奇蒙德退休村。按照行程安排，他在养老中心以"真人关节导引术"为题，向在场老年人介绍了中国唐代大医学家、养生家孙思邈所创的导引功法，并作了现场演示。

3 日下午，马教授一行在布鲁克斯大学与其公共保健学院、健康与生命科学院、建筑环境学院、国际交流处、研究和商业开发部等院系部门的负责人座谈。这些学院，是马教授希望在英国联合的主要对象，也是此次回访的主要对象，因此，他在会上进行了较长时间的演讲，介绍了中国的养生历史文化，当前中国的养生发展状况，以及世界中联养生专业委员会的情况和未来规划等。2015 年是牛津布鲁克斯大学建校 150 周年，访问期间，布鲁克斯大学正在进行庆祝活动。乘着庆典的"春风"，马教授提出，希望未来能与牛津布鲁克斯大学在养生健康方面开展更深层次的合作。布鲁克斯大学各学院院长听完之后，对于这些规划和想法都表示了赞赏。马教授相信，这次在英国的交流合作探讨，给在座的各院长心中，种下了一颗养生的种子，只等将来进一步浇水发芽，破土成苗。果能如此，英国一游，当不虚此行了。

三、德国行

11 月 3 日晚，马教授一行从英国飞到德国，4 日正式开始在德国的交流考察行程。德国人做事确实严谨，马教授尚在国内时，德方就已将行程以小时为单位做了安排。在德国的整个考察期间，各项活动也是严格按照行程表展开，令人赞叹。

整个德国行程安排得很满，马教授一行先后访问了慕尼黑工业大学、国际中医协会及几位名医的诊室，并与慕尼黑工业大学韩鹏教授、梅尔哈特教授、岳瑟甫教授、英悟德博士等深入交流。德国是欧洲各国中，中医发展得最好的国家，中医氛围自然也很好，他们对中医的了解很深。德方每年都会固定派代表团来中国访问交流，考察中

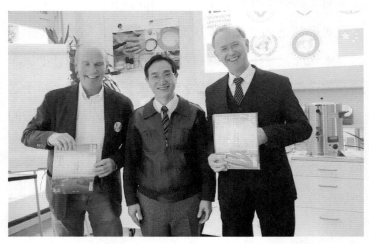

马烈光在德国与韩鹏（左）、梅尔哈特教授合影

医及养生。近些年来，马教授接待最多的就是来自德国的
朋友，与他们的关系越来越密切。比如韩鹏教授，是成都
中医药大学客座教授，岳瑟甫教授于 2015 年曾与马教授
在养生杂志社促膝长谈，并力邀他到德国考察访问。德方
专家中，尤其是英悟德博士和田丽思医生，跟马教授关系
非常好。2015 年 5 月在人民大会堂举办的世界中联养生专
业委员会成立大会上，她二位联袂到场，并被选为副会
长，为大会，也为马教授担任的会长增色不少。马教授表
示，"这几位都是老朋友了，养生在德国大有可为啊"！

　　座谈时，欧洲自然医学会梅尔哈特教授希望能与世界
中联养生专委会合作，在德国举办 2017 年国际养生大会，
还希望以后能长期固定在德国举办活动。此事正中马教授
下怀，因为德国的中医氛围很好，养生专委会完全可以在
德国固定开展活动，增强德国的养生气氛，并带动整个欧
洲普及养生，传播中医养生文化。因此，他向梅尔哈特教
授详细了解德国召开学术会议的相关规定和注意事宜，梅
尔哈特教授也一一进行了解释。通过梅尔哈特教授的介
绍，马教授才明白，事情远没有想像得那么容易。不过，
双方合作的事情，有两位德国本土副会长从中斡旋，应该
会顺畅许多。马教授相信，"志合者，不以山海为远"，只
要双方认识到养生的重要性，愿意通力合作，这些都不会
成为障碍。

在马教授介绍到近年来他在养生方面的成果时，德国的各位专家，对他主编的《养生杂志》十分感兴趣，希望能将其内容转换成外文，在德国同步出版发行，至于发行的细节，德方可以全部代办和设法沟通。马教授说："我当时立刻联想到前两天英国方面也有同样的要求，心中猛然一动，这真是'九言劝醒迷途仕，一语惊醒梦中人'啊！"《养生杂志》，在国内竞争激烈，同类杂志甚多，虽然杂志一直秉持"人无我有，人有我精"的宗旨，每期力求权威而精彩，但国内读者对养生已有些"审美疲劳"。可是，养生对国外读者而言，十分新鲜。养生理念、中国美食、传统功法、中国的"异域"风情、中医的"神奇"方法，都对国外读者具有很强的吸引力。出版合作，前途光明啊！尤其英悟德博士毕业论文方向就是中国养生文献的研究，其中国文化功底令人放心，翻译之时，能最大程度降低错误。此为促进养生传播交流的大好事，马教授当即欣然允之。

两年后，即 2017 年 6 月，经世界中医药学会联合会积极斡旋，养生专业委员会在德国自然医学会的大力支持下，终于得以在德国慕尼黑成功举办欧美养生国际大会，近百位欧美专家学者出席了会议，会长马烈光在大会上首先致辞并作"神秘悠久的中国养生文化"主旨演讲，实现了 2015 年约定的合作意向。

四、法国行

2015 年 11 月 6 日晚，马教授从德国慕尼黑飞到法国巴黎，在巴黎访问了 2 天。法国国际气功协会会长、巴黎东方文化中心主席柯文，专程从上海飞回巴黎，以尽地主之谊。与柯文的交流，令马教授明白，中国的气功，在国外有多么地受欢迎。

柯文主席也是四川人，跟马教授早已相识。她介绍说，初到法国时，空有一身气功导引的本领，法国却没这个行业，"英雄无用武之地"，非常苦恼，因而经历过一段困窘的时期。后来随着苦心经营，"咬定青山不放松"地传播气功，更随着中国气功在国外的市场越加开阔，柯文

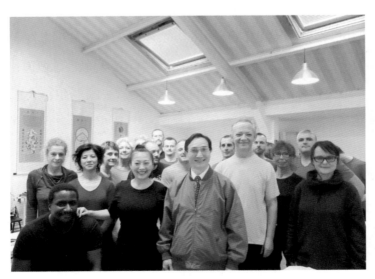

马烈光在法国与柯文主席（左中）等合影

的东方文化中心方有了当前的规模。每个月开班时，报名者颇多，影响很大。这次马教授来到法国，恰好有几个班百多位学员正在修炼气功。在柯文的安排下，马教授即兴给几个班的学员讲授养生知识和养生文化，深受学员的欢迎，纷纷要求合影留念。随后，马教授随柯文主席参观了东方文化中心。马教授说："中心皆木板铺地，体现自然风格，四壁悬挂'道''氣'等中国书法大字，及'内经图'等气功经典图画，若不是座下学员都是金发碧眼，恍若已回到中国，文化味道浓郁啊！"他与柯文主席还单独进行了交流，向她进一步介绍了养生在中国文化和中医中的重要地位，与她商讨养生合作。柯文主席也深感，通过养生，可以将她近年来在法国传播的文化及健康方法熔于一炉，那就能更上一个层次，也更符合中国文化特点。她当时就与马教授约定，于 2016 年 4 月 20 日，率法国电视台及一部分学员 20 余人，专程来成都拜访。马教授感慨道："此诚'着意寻不见，有时还自来'，法国养生，大事定矣！"

五、瑞士行

2017 年 6 月 20 日，马烈光教授应邀赴瑞士日内瓦参加了在世界卫生组织（WHO）总部召开的"WHO 世界传统医药发展论坛"。会议期间，马烈光与世界卫生组织传统医学与补充医学部张奇主任就双方合作事宜进行了深入交流。马烈光向张奇主任介绍了国内养生的现状与发展情况，并希望在健康风潮席卷全球的大势下，能与世界卫生组织合作，共同推动全球健康事业发展。张奇主任表示，此次邀请马烈光教授至瑞士交流并参观世卫组织总部，就是希望中医养生能走出中国，得到世界的了解和认可，为世界医学的发展做出更大的贡献。张奇主任并对双方合作提出殷切期望，建议马教授回国后立即组织人员，设计形成合作方案，向国家相关部门及世界卫生组织申报，尽快将项目付诸实施。

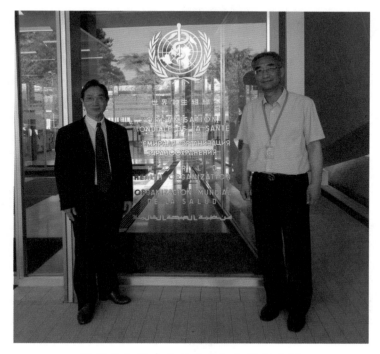

马烈光与张奇主任在 WHO 总部合影

欧美五国之行，收获颇丰，使马烈光对中医养生在海外的传播更具信心。他赞叹道："这几次考察，仿佛来到欧美的不是我，而是中国养生插上健康的双翼飞向全球。养生欧美之行，甚妙、甚慰啊！"

（原文刊载于《华人时刊》2017年第9期上）